RECHERCHES

SUR

LA TRANSMISSION DU SON

DANS

L'OREILLE HUMAINE.

OUVRAGES DE J.-L. ROUIS.

Des fractures des articulations, thèse de Doctorat; Paris, 1845.

Des rizières en Italie et de leur introduction en Toscane, d'après M. le professeur Puccinotti (dans la *Gazette médicale de Paris*, année 1850).

Observation d'un cas d'abolition des facultés vocales chez un sujet atteint d'abcès du lobe antérieur cérébral gauche (dans le *Recueil de Mémoires de Médecine, de Chirurgie et de Pharmacie militaires*, 2ᵉ série, t. XIV; Paris, 1854).

Observation d'un cas de ligature de l'artère fémorale droite (*ibid.*).

Recherches sur les suppurations endémiques du foie, d'après des observations recueillies en Algérie; Paris, 1860.

Notice historique sur l'École du Service de Santé militaire, instituée près la Faculté de Strasbourg (dans les *Archives du Conseil général du Bas-Rhin*; Strasbourg, 1871, sans nom d'auteur).

3710   PARIS. — IMPRIMERIE DE GAUTHIER-VILLARS, QUAI DES GRANDS-AUGUSTINS, 55.

RECHERCHES

SUR

LA TRANSMISSION DU SON

DANS

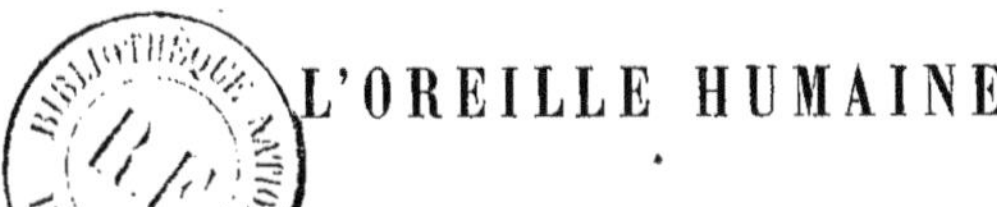

L'OREILLE HUMAINE,

Par J.-L. ROUIS, D. M. P.,

MÉDECIN PRINCIPAL D'ARMÉE, OFFICIER DE LA LÉGION D'HONNEUR.

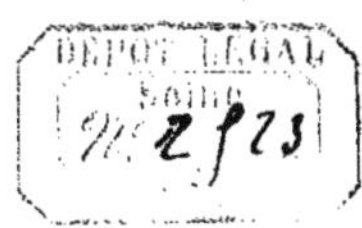

PARIS,

GAUTHIER-VILLARS, IMPRIMEUR-LIBRAIRE

DU BUREAU DES LONGITUDES, DE L'ÉCOLE POLYTECHNIQUE,

SUCCESSEUR DE MALLET-BACHELIER,

Quai des Augustins, 55.

1877

PRÉFACE.

Ces recherches sont avant tout théoriques. Il ne saurait en être autrement. Chez l'homme, la profondeur à laquelle les parties essentielles du sens de l'ouïe sont situées, la résistance et l'opacité de leurs parois les dérobent à nos moyens d'investigation sur le vivant. La difficulté de limiter l'action des instruments aux parties purement sensorielles rend incertaine dans ses résultats l'expérimentation sur les animaux ; les expériences tentées par Flourens ([1]) et par Czermak ([2]) sur des lapins et des pigeons ont simplement dénoté l'influence qu'une lésion du labyrinthe exerce sur les centres nerveux. La Pathologie nous montre davantage la part que l'oreille externe et l'oreille moyenne prennent dans la transmission du son ; mais elle n'a encore jeté aucun jour sur le fonctionnement de l'oreille interne. Elle n'a pas encore dévoilé le rapport des atteintes subies par les facultés auditives avec l'anomalie congéniale ou avec la lésion matérielle existante ; comme l'expérience, elle ne nous conduit guère qu'à constater le développement d'accidents cérébraux dans les cas où l'intégrité du labyrinthe est compromise ([1]). Quant à l'Anatomie comparée, elle ne nous permet

---

([1]) *Recherches expérimentales sur les propriétés et les fonctions du système nerveux*, 2ᵉ édit., Paris, 1842 ; p. 422-454.

([2]) *Voir* Von Troeltsch, *Traité pratique des maladies de l'oreille*, traduit par Kuhn et Lévi, Paris, 1870 ; p. 489.

([3]) *Voir* Menière, *in Gaz. médic. de Paris*, 1861, *passim* ; Von Troeltsch, *loc. cit.*, p. 491 ; Vulpian et Signol, *ibid.*, p. 716 ; Politzer, *Archiv. für Ohrenheilk*, II, 2, p. 88 ; Voltolini, *in Journ. mens. d'otiatr.*, octobre 1867, etc.

que des inductions hypothétiques, vu l'impossibilité où nous sommes de connaitre les impressions ressenties par les animaux.

Quelle que soit d'ailleurs la voie à laquelle on recourt, il resterait la difficulté, ici presque insurmontable, d'étudier directement des actions infiniment réduites quant à leur portée et à leur durée; il resterait l'impossibilité d'apprécier dans leur intensité les actions moléculaires que comporte la transmission du son. Nous sommes donc amenés à utiliser seulement l'analyse théorique pour le fond de ce travail, comme cela a lieu en Physique pour la plupart des problèmes concernant les ondes sonores, et généralement dans toutes les sciences quand on arrive à y étudier des faits inaccessibles à nos sens.

Les résultats auxquels nous sommes arrivés sont en grande partie inédits. Les uns s'accordent avec des idées déjà acceptées dans la physiologie de l'oreille. D'autres sont en opposition avec les théories émises jusqu'ici sur les points pour lesquels ils ont été formulés. Ainsi, contrairement à l'opinion que les ondes sonores sont propagées de molécule en molécule dans la chaine des osselets [1], nous admettons qu'elles le sont par le déplacement en masse des osselets les uns vers les autres. Ainsi, d'après Helmholtz [2], les fibres nerveuses qui se répandent dans le vestibule et dans les ampoules des canaux demi-circulaires auraient pour fonction de percevoir les vibrations non périodiques, c'est-à-dire les bruits; les fibres de Corti, qui se trouvent dans le limaçon, percevraient les vibrations périodiques, c'est-à-dire les sons musicaux; enfin la perception des différents sons se ferait dans des fibres nerveuses différentes : nous admettons, nous, que les diverses parties du labyrinthe concourent toutes sans exception à la perception d'un son quelconque. Th. Young [3] voit dans le limaçon un micromètre destiné à dénoter l'intensité des ondes, et, dans les canaux demi-circulaires,

---

[1] J. MÜLLER, *Manuel de Physiologie*, traduit par Jourdan, Paris, 1845; t. II, p. 414.
[2] *Étude sur la perception des sons*, Braunschweig, 1863; p. 219.
[3] *An introduction to medical literature*, London, 1813; p. 98.

un moyen d'apprécier le caractère des sons entre eux : selon nous, le mouvement vibratoire serait perçu sous son intensité absolue par les canaux demi-circulaires, et sous son intensité simplement relative par le limaçon ; l'appréciation du caractère des sons se rattacherait au fonctionnement de toutes les parties qui constituent l'oreille interne. Ces divergences s'expliquent : elles ont leur raison d'être dans la difficulté d'arriver à connaître par voie d'induction, comme aussi par l'expérience portant seulement sur des phénomènes dérivés ou supposés tels, des actions organiques dont la modalité se dérobe à nos sens.

Au nombre des données que nous avons prises pour point de départ, figurent des mensurations du labyrinthe. Sous ce rapport, les auteurs (¹) ne nous ont pas été d'une utilité suffisante. Leurs chiffres sont énoncés sans points de repère, sans indication quant aux facultés auditives durant la vie, sans indication aussi quant à l'âge et au sexe des sujets. Sans doute, l'âge et le sexe apportent peu de changements dans les dimensions du labyrinthe ; mais, si minimes que soient ces changements, il y a lieu d'en tenir compte du moment où il s'agit de généraliser des résultats. Pour ces motifs, nous avons dû procéder à de nouvelles mensurations. Nos chiffres, qui toutefois s'accordent avec ceux des auteurs, représentent, non pas des dimensions comprises entre les points extrêmes de vides ou de parois, mais seulement des dimensions réduites de tous les accroissements que les creux et déviations accessoires leur font subir. Chacun d'eux est la moyenne d'observations relevées sur les temporaux d'un seul et même individu. Toutes choses égales d'ailleurs, le micromètre décèle dans l'oreille interne trop de variations d'un individu à l'autre, pour que nous ayons tenté d'utiliser

---

¹) *Voir* VALSALVA, *De aure humana*, Bologne, 1704 ; CASSEBOHM, *Tractatus quatuor de aure humana*, Halle, 1734 ; COTUGNO, *De aquæductibus auris humanæ internæ*, Naples, 1760 ; SCARPA, *Anatomicæ disquisitiones de auditu et olfactu*, Pavie, 1789 ; SOEMMERING, *Abbildungen des Gehoerorgans*, Francfort, 1806 ; E.-H. WEBER, *De aure et auditu hominis et animalium*, Leipzig, 1820 ; E. HUSCHKE, *in Encyclopédie anatomique*, traduit par Jourdan, t. V, Paris, 1845.

les mensurations de pièces appartenant à des sujets distincts. Les moyennes, obtenues par ce deuxième procédé, n'auraient été comparables qu'autant que les éléments de chacune auraient été relevés sur le même nombre de temporaux et avec la même précision, double condition que nous n'avons pu réaliser.

RECHERCHES

SUR

LA TRANSMISSION DU SON

DANS

L'OREILLE HUMAINE.

TRANSMISSION DANS L'OREILLE EXTERNE.

---

§ I. — Mode physique.

Tous les physiologistes sont d'accord pour attribuer au pavillon de l'oreille la destination de recueillir les ondes sonores propagées jusqu'à lui par l'air, et de les acheminer ensuite vers le conduit auditif; mais ils diffèrent d'opinion quant au mode selon lequel cette transmission s'effectue. Les uns admettent qu'au moyen des plis et reliefs de sa surface externe, le pavillon réfléchit purement et simplement les ondes vers les profondeurs de l'oreille. D'autres estiment que, indépendamment de cette transmission par réflexion, les vibrations sonores sont communiquées par l'air à la substance même du pavillon, puis par cette substance au cartilage du conduit auditif, enfin par ce cartilage au tympan et au reste de l'oreille. Ce deuxième mode de transmission s'effectuerait de molécule à molécule, non-seulement dans les cartilages, mais encore dans la chaîne des osselets, ainsi que dans la paroi osseuse du conduit auditif, de l'oreille moyenne et du labyrinthe. Il a été admis surtout d'après des faits de Physique expérimentale, démontrant que les vibrations sonores peuvent être communiquées sans intermédiaire par l'air aux corps solides, et ensuite par ces solides aux corps solides, liquides ou autres qui leur sont contigus. De son côté, la

2

pathologie humaine. n'est pas sans fournir des éléments plus directs d'induction. Ce sont les exemples de personnes qui, privées de la faculté de percevoir les sons par l'oreille externe, entendaient par des plaques cicatricielles du crâne. J. Müller (*loc. cit.*, t. II, p. 440) a mis en doute les observations relevées en pareil cas; mais la Communication suivante, que nous devons à M. le baron H. Larrey, les rend incontestables : « Le hasard, d'abord, avait fait reconnaître en 1833 ce curieux phénomène sur un ancien soldat des Invalides, autrefois trépané pour une fracture compliquée du crâne. Cet homme était complétement sourd aux sons arrivés directement du dehors à ses oreilles, et entendait néanmoins ce qu'on lui disait quand on approchait la bouche de la cicatrice qui fermait la perforation opérée par le trépan.

» M. J. Périer, en pansant le sujet, remarqua le premier cette singulière particularité. Je la constatai avec lui, et nous la fîmes confirmer par mon père, alors chirurgien en chef des Invalides. Mon père se livra aussitôt à de nouvelles recherches dans ce sens et avec le même résultat sur d'autres anciens blessés offrant des perforations du crâne, et sur lesquels, à défaut de surdité pour les sons arrivant par l'oreille externe, on n'avait qu'à boucher les conduits auditifs. Il en rendit témoin, notamment, un Membre de l'Académie des Sciences, bien connu par ses travaux sur l'acoustique, M. Savart. Mon père a signalé ces particularités, pour la première fois, dans un Mémoire sur les effets consécutifs des plaies de la tête, lu à l'Institut, le 7 avril 1834, et il les a reproduites en 1835 dans le tome V de sa *Clinique chirurgicale*. J'ai eu plus tard occasion de les rappeler à l'Académie de Médecine, lors de la discussion d'un Mémoire de M. Bonafond sur la transmission des ondes sonores à travers les parois solides de la tête (voir *Bulletin de l'Académie de Médecine*, t. XVI, n° 25; Paris, 1851). Le fait le plus curieux, cité durant cette discussion, est celui du général G***, autrefois commandant de la place de Paris, et qui, après avoir été trépané en 1812 pour une blessure grave, offrait une grande perfectibilité de l'ouïe par la cicatrice formée dans la perte de substance du crâne.

» Il m'a été donné d'ailleurs d'observer des cas analogues sur des blessés de nos dernières guerres, notamment après la campagne d'Italie, en 1859.

» Les phénomènes dont nous venons de parler se produisaient

quelle que fût l'étendue des cicatrices, quel que fût aussi le point dans
lequel le crâne avait été intéressé, soit par une fracture, soit par le
trépan. Plus les cicatrices étaient minces, quoique solides, mieux la
perception des sons s'effectuait. Il suffisait de parler naturellement,
mais distinctement, à leur niveau ou à leur surface pour que le phénomène se produisit. La perception des sons autres que ceux de la voix
par ces cicatrices était vague et confuse : elle donnait seulement une
sensation comparable aux bourdonnements d'oreilles. »

Des faits précédents, nous pouvons conclure que les vibrations de
l'air sont susceptibles de se communiquer à la substance du pavillon.
Il y a d'abord l'analogie de condition physique entre le cartilage de cette
expansion et les cicatrices. En second lieu, si, par l'adhérence intime
de leur pourtour aux os du crâne, les cicatrices reproduisent ici les
dispositions qui rendent le tympan accessible aux ondes sonores, le
pavillon acquiert par ses replis une rigidité qui remplit le même but.
Il y a plus : l'expérience autorise à admettre qu'avant d'atteindre le
tympan, les ondes transmises de molécule à molécule par la substance
du pavillon et par le conduit auditif cartilagineux éprouvent une neutralisation qui les réduit à se communiquer seulement à l'air en rapport
avec ces organes. Cette neutralisation résulterait de ce que le cartilage
du pavillon et celui du conduit auditif peuvent être fixement adossés
contre les parois osseuses sous-jacentes. Quand on a fermé le conduit
auditif avec un long bouchon de liége garni de coton, et que, en pres-
sant sur cet obturateur, on refoule le pavillon contre le temporal, les
vibrations d'un diapason appuyé sur l'une des faces du pavillon sont
entendues beaucoup plus faiblement que quand l'instrument porte sur
l'extrémité libre du bouchon. En outre, dans le premier cas, on cesse
de les entendre quand elles ont atteint un certain degré d'atténuation, encore insuffisant pour empêcher de les percevoir à travers cet
obstacle.

Mais, en poussant plus loin l'examen, on reconnaît que la transmission des ondes sonores par la substance du pavillon ne constitue pas
essentiellement le moyen destiné à les faire arriver jusque dans les
profondeurs de l'oreille. L'expérience suivante est probante à cet égard.
Quand on applique contre la paroi interne du pavillon une montre en
mouvement, les vibrations de cette montre sont entendues sous une

intensité notablement moindre que quand l'instrument est placé en regard du conduit auditif, de façon à se trouver séparé de la tête par un intervalle de quelques centimètres. Dans cette expérience, l'oreille perçoit moins distinctement, que lorsqu'elles lui arrivent par l'air, les vibrations communiquées sans intermédiaire par un corps solide à la substance, solide aussi, du pavillon. Or on sait avec quelle difficulté les fluides gazeux transmettent leurs vibrations aux corps solides autres que des membranes très-minces. De plus, pendant que la montre vibrait au contact de la paroi interne du pavillon, elle n'a pas été sans communiquer aussi des ondes sonores à l'air ambiant et, par conséquent, aux replis de la paroi externe de l'organe, replis qui, à leur tour, ont réfléchi ces ondes vers le conduit auditif. Elles-mêmes, les vibrations alors produites dans la substance du pavillon ont dû se propager aussi à l'air ambiant, et grossir de la sorte l'effet de réflexion que nous venons d'indiquer. Déduction faite de ces actions collatérales, la transmission du son par la substance du pavillon se trouve réduite à des proportions secondaires.

La constatation expérimentale de ce résultat peut s'obtenir au moyen d'un diapason dont les vibrations, encore assez fortes pour être entendues quand l'instrument est placé en regard du conduit auditif, sans toutefois toucher l'oreille, ne sont plus entendues quand l'instrument est appliqué sur la face interne du pavillon. Les vibrations obtenues par ce moyen allant toujours en décroissant, on leur substitue les effets invariables d'une montre ayant la résonnance minimum déployée en pareil cas par le diapason ; puis on recherche la distance à laquelle la montre doit se trouver placée relativement à la paroi externe du pavillon pour que, par le seul fait de l'éloignement, ses vibrations cessent également d'être perçues. Soit 1 l'intensité de ces dernières quand la montre, portant contre le rebord de la conque, se trouve à 1 centimètre du conduit auditif. Dans diverses épreuves tentées sur deux personnes, les vibrations ont cessé d'être entendues quand un éloignement progressif avait porté l'instrument à 7 centimètres du conduit, Au moment donc où les vibrations issues de cette distance arrivaient au conduit auditif, leur intensité était à celle qu'elles possédaient à 1 centimètre de cet orifice dans le rapport de 1 au carré de 7, soit de 1 à 49. Ainsi les ondes transmises de molécule à molécule par la

(13)

substance du pavillon ont une intensité cinquante fois moindre que
celle des ondes transmises par simple réflexion.

Dans le cas de la nature, le pavillon peut être adossé contre le temporal par les muscles qui le rattachent à cet os. Le conduit auditif
cartilagineux peut l'être également contre son épaisse enveloppe
osseuse par le muscle de Santorini et par le muscle stylo-auriculaire.
Le pavillon et le conduit auditif cartilagineux étant ainsi fixement
appliqués contre des obstacles solides et immobiles, leurs vibrations
devront être neutralisées comme le sont, par exemple, celles d'une
coupe de cristal quand, en l'attirant par le pied, on en adosse le fond
au rebord intérieur d'un coussin annulaire très-consistant. Ce refoulement du pavillon et du conduit auditif cartilagineux contre le temporal
s'effectue instinctivement chaque fois que nous voulons éviter les inconvénients d'un son trop intense. Toujours d'ailleurs il coïncide avec un
accroissement dans la tension du tympan, accroissement qui a lieu dans
le même but. Cette neutralisation des vibrations communiquées à la
substance du pavillon et à celle du conduit auditif cartilagineux concourt à assurer la netteté de l'ouïe ; car ces mouvements moléculaires,
s'ils étaient transmis, arriveraient plus rapidement au labyrinthe que
ceux qui seraient développés simultanément par la même onde dans l'air
de l'oreille externe et de l'oreille moyenne. Dès lors la différence de
vitesse entre deux actions destinées à produire au même instant et durant
le même temps, dans un même espace, une impression identique, donnerait lieu ici à des perceptions irrégulières, les sons que les parties
solides transmettraient venant se confondre avec des sons d'un autre
ordre, propagés par l'air avant eux, mais plus lentement.

Les ondes sonores ne sauraient donc arriver à l'oreille moyenne par
la substance du pavillon ni par celle du conduit auditif cartilagineux.
En conséquence elles y seront acheminées uniquement par des effets
de réflexion inhérents à la disposition de ces organes.

§ II. — Direction imprimée aux ondes.

I. De quelque direction qu'elles soient issues, les ondes sonores qui
atteignent l'oreille sont recueillies par la face externe du pavillon, et
acheminées vers le conduit auditif par les replis de cette expansion.

Les ondes qui viennent d'en avant sont réfléchies par la courbure périphérique de la conque d'abord en bas, puis en avant, et finalement en dedans, vers la moitié inférieure ou cavité innominée de la conque.

Les ondes venues d'en arrière sont réfléchies par l'anthélix et par ses branches vers l'hélix, qui les achemine vers la conque, où elles suivent le même trajet que les précédentes.

Les ondes venues d'en haut sont réfléchies en avant et en dedans par la partie inférieure de la conque.

Les ondes venues d'en bas sont recueillies 1° par la partie postérieure de l'hélix, dont le trajet ultérieur les achemine vers la conque; 2° par la partie supérieure de la conque, laquelle les renvoie en arrière, puis en bas, et de là en avant et en dedans vers la cavité innominée.

Quant aux ondes transversales, les unes sont réfléchies par les divers creux et reliefs du pavillon vers l'hélix et vers l'anthélix, qui, à leur tour, leur font prendre le même trajet que les précédentes. Les autres gagnent d'emblée la fosse innominée de la conque et même le conduit auditif.

En résumé, de quelque côté qu'elles viennent, les ondes sonores recueillies par le pavillon sont transmises à la cavité inférieure ou cavité innominée de la conque. A son tour cette cavité innominée les réfléchit vers la paroi antérieure du conduit sous une direction uniforme, c'est-à-dire obliquement d'arrière en avant, de haut en bas et de dehors en dedans (*fig.* 1). Elles-mêmes, les ondes arrivées d'emblée de l'extérieur dans le conduit auditif rencontrent d'abord la paroi postérieure de ce canal, et sont amenées par l'obliquité de cette paroi à suivre une direction analogue à celle des ondes issues du pavillon.

II. Une onde sonore arrivée au conduit auditif y rayonne en tout sens. Les molécules mues par elle reçoivent l'impulsion de trois composantes, dont l'une tend à les faire avancer vers le tympan, l'autre à les mouvoir transversalement, et la troisième à les refouler vers la paroi du conduit. Les deux premières composantes poussent les molécules d'air vers le tympan, sous l'obliquité primordiale de l'onde. En même temps la troisième composante oblige les molécules périphériques à glisser contre la paroi. Les molécules plus rapprochées de l'axe du conduit, recevant une impulsion analogue et ne pouvant s'écarter latéralement, à cause de la résistance de celles qui sont appuyées contre la paroi, se déplacent dans le même sens que ces dernières; si bien que l'onde, par le fait de son obliquité et de la courbure cylindroïde du conduit auditif, doit effectuer suivant une spirale en hélice son trajet dans ce conduit.

Fig. 1.

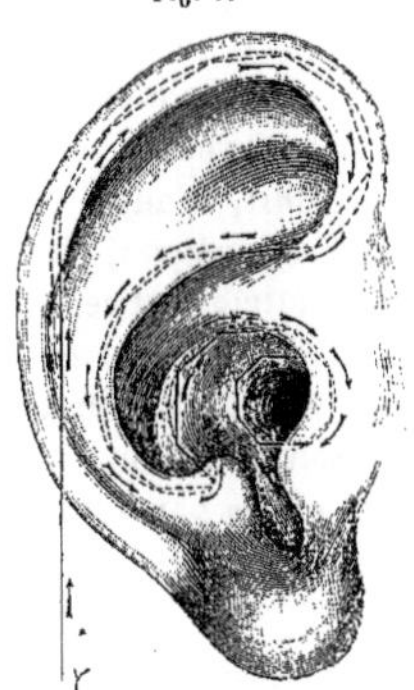

Transmission d'un rayon sonore par le pavillon de l'oreille et par le conduit auditif.
γ = rayon sonore; ⇛ = direction suivie par le rayon.

L'obliquité de l'hélice décrite par l'onde dans le conduit auditif, dépendant de l'incidence sous laquelle le mouvement vibratoire atteint le pavillon ou le conduit, variera comme cette incidence. Si le conduit auditif avait les parois unies d'un cylindre ou d'un cône, les variations de cette obliquité se continueraient jusqu'au tympan, les ondes dont l'angle d'incidence serait plus ouvert, ce qui revient à dire les ondes les moins atténuées, refoulant davantage la membrane vers l'oreille moyenne, soit dans le sens de la moindre résistance; et les ondes dont l'angle d'incidence serait moindre, autrement dit les ondes les plus atténuées, agissant davantage sur elle dans le sens antéro-postérieur ou de haut en bas, soit dans le sens de la plus grande résistance. Le jeu de la membrane reproduirait donc ces ondes sous des rapports d'intensité autres que ceux suivant lesquels elles ont atteint le pavillon; en outre, sa régularité se trouverait compromise par l'inégalité des résistances rencontrées. La nature obvie à cet inconvénient en faisant arriver toutes

les ondes selon une direction uniforme sur le tympan. Elle atteint ce
but en donnant progressivement dans le sens de l'aller à la moitié
profonde du conduit auditif la configuration d'un tube tordu sur son
axe d'arrière en avant, de haut en bas et de dehors en dedans, par
conséquent selon la direction imprimée aux ondes par la cavité innominée de la conque.

La torsion terminale du conduit auditif a encore un autre résultat.
En se combinant, d'une part, avec la seconde courbure et avec la
disposition conique du conduit, d'autre part, avec l'inclinaison en
dedans, en avant et en bas du tympan, elle réduit à 4 ou 5 degrés
l'angle sous lequel les ondes atteignent cette membrane.

Une dernière disposition anatomique empêche les rayons sonores
d'atteindre directement la membrane du tympan. C'est la courbure
que le conduit auditif présente de haut en bas, de telle sorte que les
rayons sont arrêtés d'abord par la paroi inférieure, et plus loin par la
paroi supérieure de ce canal.

§ III. — Aptitude sensorielle de l'oreille externe.

Lorsqu'on passe le doigt sur la face externe du pavillon, de manière
à effleurer seulement les poils déliés dont elle est recouverte, on développe une vive sensibilité au niveau des points de contact. Cette sensibilité se reproduit au fond du conduit auditif, et s'accompagne d'un
effet de contraction perçu plus avant dans l'oreille. Des sensations
identiques se produisent quand on touche les poils du pavillon avec le
pied d'un diapason vibrant faiblement, ou qu'on les saisit entre deux
lames qui frottent l'une contre l'autre, par exemple entre les lames
d'une paire de ciseaux. Elles sont d'autant plus prononcées que l'action du doigt se réitère avec plus d'intensité ou avec plus de rapidité
sur les poils, ou que le diapason en contact avec ces menus prolongements vibre plus fort. Elles sont moins prononcées quand le doigt
frotte sur la peau elle-même, de façon à coucher les poils sur l'épi-
derme et par conséquent à les empêcher d'obéir à leur élasticité. Ces
phénomènes sont surtout évidents chez les animaux dont le pavillon
est pourvu intérieurement de poils nombreux, longs et serrés. Quand
on touche légèrement ces poils, les animaux cherchent toujours à éloi-

gner leur oreille ; ils retirent brusquement la tête et témoignent une sensation difficilement supportée, tandis qu'ils restent indifférents à une pression plus forte exercée dans le pavillon.

Les relations physiologiques du pavillon avec l'oreille moyenne sont surtout évidentes quand il est frappé isolément d'hyperesthésie. Les sujets disent alors éprouver vers les profondeurs de l'oreille, immédiatement au delà du conduit auditif et sans qu'il soit nécessaire de soumettre le pavillon à aucun contact, un sentiment de tension, parfois aussi de contraction, auquel s'associent des alternatives de battements saccadés et de bourdonnements. Ils accusent en même temps une surdité qui, comme les phénomènes précédents, augmente, diminue ou cesse avec l'exaltation survenue dans la sensibilité du pavillon. Si l'hyperesthésie s'étend à l'oreille moyenne, il est impossible d'exercer le moindre contact sur la peau du pavillon sans développer de vives douleurs entre le conduit auditif et le pharynx, le conduit auditif restant exempt de sensation anormale. L'anesthésie du pavillon, par exemple l'anesthésie liée à l'action du froid sur cet organe, détermine également des effets de surdité ; mais ces effets se limitent aux sons transmis par le conduit auditif et ne s'accompagnent d'aucun phénomène vers l'oreille moyenne. Par contre, les sujets entendent alors distinctement leur propre voix, soit, comme l'affirment certains auteurs, par la chaîne de parties molles et osseuses qui s'étend de la glotte à l'oreille moyenne, soit, ce que nous considérons comme plus probable, par la trompe d'Eustache. Ainsi les ébranlements perçus par les poils de l'oreille externe déterminent des effets réflexes vers l'appareil destiné à donner une tension plus ou moins grande à la membrane du tympan. En outre, ces effets sont proportionnels à l'intensité des ébranlements d'où ils dérivent. Le pavillon possède donc l'aptitude sensorielle nécessaire pour dénoter à l'oreille moyenne l'intensité des ondes qu'il lui envoie. Cette aptitude est plus fortement prononcée là où les poils peuvent acquérir un grand développement sans gêner la transmission des ondes, c'est-à-dire sur le rebord interne et sur la terminaison postérieure de l'hélix, sur le tragus et sur l'antitragus. On la retrouve encore, mais déjà fort réduite, dans l'orifice du conduit auditif ; les autres parties de ce conduit n'en offrent pas de traces.

3

TRANSMISSION DES SONS VOCAUX PAR LA TROMPE D'EUSTACHE.

Les sons venus du dehors sont-ils les seuls qui arrivent à l'oreille moyenne? Pouvons-nous entendre notre propre voix par la trompe d'Eustache, dont le pavillon, largement étalé en regard de la glotte, ne saurait être mieux disposé pour recueillir les vibrations de cet organe? La réalité de ce mode d'audition a été fort controversée. Schelhammer (*De auditu*, Leyde, 1784) se refuse à l'admettre; toutefois ses expériences, consistant à faire vibrer une montre ou un diapason dans la bouche, ne sont pas concluantes, le fond de la voûte palatine et l'isthme du gosier étant susceptibles de réfléchir vers l'extérieur le son des instruments. J. Muller (*loc. cit.*, t. II, p. 432) ne nie pas la transmission des ondes vocales par la trompe d'Eustache; mais il la considère comme intervenant très-faiblement dans l'audition de la voix. Il se fonde sur ce que des sons vocaux produits quand on tient closes la bouche et les narines, peuvent arriver au tympan par les parties molles et solides de la tête et du cou, ou même par l'air du dehors, auquel les lèvres et les joues les communiquent toujours plus ou moins. Cette expérience est en effet de nature à créer des doutes. On a enfin objecté que le canal de la trompe, dont le diamètre intérieur atteint à peine un millimètre, est trop étroit pour livrer passage à des ondes sonores. Ici l'expérience démontre la possibilité du contraire : quand on a fermé le conduit auditif au moyen d'un tampon entouré de coton, il suffit d'établir entre cet obstacle et la paroi du conduit un vide encore plus réduit que celui de la trompe pour rendre le tympan accessible aux vibrations de l'air ambiant. Au-dessus de l'observation expérimentale, nous avons les faits pathologiques, d'après lesquels la trompe d'Eustache constituerait réellement un moyen de transmettre les sons développés dans son voisinage immédiat par la glotte. Ainsi, lors de certains cas d'otite externe double, sans lésions graves vers le conduit auditif et vers le tympan, les sujets devenus plus ou moins sourds aux sons du dehors perçoivent distinctement tous les sons arti-

culés par leur larynx. Des phénomènes analogues s'observent quand les
parties externes des deux oreilles ont été anesthésiées par le froid; en
pareille circonstance les sujets perçoivent confusément les sons qui
leur arrivent du dehors, mais ils entendent clairement leur propre
voix, même après que leurs conduits auditifs ont été bouchés. Les faits
les plus probants se remarquent chez les individus atteints de rhuma-
tisme nerveux, avec légère anesthésie des téguments de la tête et neutralisation particelle des forces musculaires du thorax. Ces sujets perçoivent imparfaitement les sons extérieurs. Outre cela, leur parole,
plus ou moins affaiblie, l'est souvent au point de ne plus être distincte
pour les personnes placées à proximité immédiate : alors, cependant,
eux-mêmes l'entendent clairement articulée et sous une intensité qui
leur semble normale. Il n'est pas jusqu'à des cas d'otite moyenne qui
ne constituent des exemples analogues, surtout quand cette affection
se rattache à un état catarrhal chronique du pharynx ou des parties
avoisinantes, telles que les amygdales. Ici le sujet entend moins bien
sa propre voix ; mais souvent il entend beaucoup moins bien encore les
sons extérieurs. Dans ces différentes circonstances, toutefois, on peut
objecter que les ondes vocales sont susceptibles d'arriver au tympan et
à l'oreille interne par une chaine non interrompue de parties solides,
qui, depuis les cordes vocales, sont les parties molles, cartilagineuses et
osseuses du cou et de la tête. Mais les sons extérieurs devraient aussi
y avoir accès par ces mêmes parties, car aucune raison ne permet de
supposer le contraire. Il n'en est rien néanmoins, puisqu'il y a dysécie
plus forte pour ces sons extérieurs, et parfois dysécie pour ces sons
seulement. D'ailleurs, si les parties molles et solides de la tête et du cou
transmettaient à l'oreille interne, aussi facilement que certains auteurs
l'ont avancé, les sons constituant la voix des sujets, ces sons devraient
être entendus dans tous les cas où la surdité ne se rattache pas à une
lésion du labyrinthe : or les exceptions sont fréquentes à cet égard.

Cette transmission de la voix par la trompe d'Eustache n'a certaine-
ment pas lieu sans but déterminé. Elle nous donne le moyen d'entendre
notre propre voix par le plus bref trajet possible, et, dès lors, le
moyen de la rectifier assez tôt pour l'adapter sans intervalle notable à
l'effet que nous voulons produire. En évaluant à 1 décimètre la plus
courte distance du larynx au tympan par la trompe d'Eustache, et à

3 décimètres l'espace à parcourir pour arriver à cette membrane par la bouche et le dehors, nous trouverons que la voix parviendra au tympan en $\frac{1}{3000}$ de seconde par la trompe, et en $\frac{1}{1000}$ de seconde par la bouche et le dehors; elle emploiera $\frac{1}{2000}$ de seconde pour parvenir du larynx aux lèvres. Si donc on s'en réfère à la rapidité avec laquelle s'opèrent les déterminations organiques réflexes, témoin l'adaptation de l'œil à l'intensité de la lumière et à la distance des objets, il est permis d'évaluer à moins d'un millième de seconde le temps nécessaire pour que les sons vocaux arrivent par le plus court trajet jusqu'au système nerveux, et soient immédiatement rectifiés, le cas échéant, quant à leur intensité et à leur nature. Les vibrations de la voix humaine ordinaire ne s'accomplissent pas avec une aussi grande rapidité.

TRANSMISSION DU SON DANS L'OREILLE MOYENNE.

§ I. — Conditions physiques.

Pour que le rapport des vibrations entre elles soit appréciable, il faut:

1° Que la membrane du tympan soit dans un état de tension indépendant des influences extérieures;

2° Que le milieu qui reçoit les vibrations après la membrane soit toujours identique à lui-même;

3° Que les rayons vibratoires susceptibles d'arriver en retard sur le rayon le plus direct soient écartés.

L'oreille moyenne remplit ce triple but.

I. La membrane du tympan se trouvant en contact avec l'atmosphère est exposée à tous les effets de pression du milieu ambiant. Elle se dérobe à ces effets au moyen de la trompe d'Eustache, qui, mettant la cavité de la caisse en communication avec les voies respiratoires, permet à l'air extérieur de contre-balancer sur la face interne de la membrane la pression qu'il exerce sur la face externe de cette mince cloison.

La tension du tympan est également indépendante de l'hygrométrie atmosphérique. Pendant la vie il n'est mouillé ni par les liquides aqueux, ni par leurs vapeurs ; il ne se laisse imbiber que par les matières grasses ou saponifiées, ce qui n'est pas le cas de la nature.

II. Une autre condition essentielle à la comparabilité des ondes, c'est l'identité de composition de l'air qui remplit la caisse.

A priori l'identité de composition de ce fluide semblerait se rattacher à l'arrivée pure et simple de l'air extérieur par la trompe d'Eustache. Mais ce conduit, débouchant dans les voies respiratoires, amènerait alternativement de l'air inspiré et de l'air expiré, qui diffèrent l'un de l'autre, et qui, en tout cas, seraient transmis d'après un rhythme trop inégal pour que le mélange en fût invariable et homogène. L'air extérieur ne saurait davantage arriver dans l'oreille moyenne par une endosmose qui s'opérerait à travers le tympan ; cette endosmose est possible seulement à travers les tissus morts.

L'arrivée directe de l'air extérieur dans l'oreille moyenne étant ainsi écartée, une seule hypothèse reste admissible. C'est que le fluide gazeux qui remplit la caisse du tympan est sécrété à la surface même de cette cavité, comme l'humeur aqueuse est sécrétée dans la chambre antérieure de l'œil. Un fait viendrait à l'appui de cette manière de voir : ce serait l'accumulation de fluide gazeux dans la caisse lors des cas d'occlusion passagère de la trompe d'Eustache par un corps du voisinage, tel qu'une amygdale frappée d'engorgement chronique. L'accumulation gazeuse ainsi survenue est dénotée par un refoulement graduel du tympan vers le dehors, car ce refoulement cesse avec la résolution de l'engorgement ou par l'ablation de l'obstacle. D'autre part, si l'on n'admettait pas la sécrétion dont nous parlons, il serait difficile d'assigner une origine aux gaz qui s'échappent à travers la perforation subie par le tympan quand l'oreille moyenne est atteinte de suppuration avec oblitération de la trompe. Le gaz contenu dans l'oreille moyenne serait donc un produit de sécrétion interne, au même titre que les fluides aériformes fournis par la muqueuse respiratoire, la muqueuse intestinale, etc. Peut-être est-il plus spécialement exhalé dans les cellules mastoïdiennes, dont la vascularité si développée se trouverait dès lors expliquée. Par induction, nous le considérerons comme ne différant pas beaucoup de l'air ambiant.

3·

A l'identité de composition s'ajoute l'identité de température, résultant de la profondeur à laquelle l'oreille moyenne est placée, et de l'impossibilité d'un rayonnement à travers d'épaisses parois osseuses. Cette température doit être celle des autres parties intérieures du corps, les conditions qui assurent la vie organique étant ici les mêmes que pour ces parties. En tout cas, s'il existait une différence entre la température de la caisse et celle du pharynx, un courant surviendrait par la trompe d'Eustache et rétablirait l'équilibre.

La membrane du tympan doit participer à cette identité de température, l'identité respective de ses diverses vibrations étant subordonnée à l'identité de son état physique et de sa vitalité. Cette membrane est en effet garantie contre les variations de la température extérieure par sa situation au fond d'un long conduit contourné, qui, lui-même, possède une température peu différente de celle des autres cavités du corps.

L'hygrométrie de l'air contenu dans la caisse doit être à saturation ; elle est indubitablement maintenue à ce degré par la communication de la caisse avec le pharynx, à travers la trompe d'Eustache.

III. Nous avons vu plus haut que l'onde sonore arrive sur la membrane du tympan avec une certaine obliquité. Et, comme cette membrane est concave du côté du conduit auditif, l'onde vient peser et glisser sur elle de la circonférence au centre, par conséquent de façon à suivre de nouveau la direction d'une hélice qui se resserrerait de plus en plus.

De là, l'onde se transmet à l'oreille interne par deux voies différentes, savoir par l'air de la caisse du tympan et par la chaîne des osselets. Comment ces deux modes de transmission s'effectuent-ils ?

§ II. — Transmission.

A. — Transmission des ondes par l'air contenu dans la caisse du tympan.

I. La transmission par l'air de la caisse ressort de ce fait, qu'une membrane très-mince, et dont l'élasticité peut être mise en jeu par des impulsions infiniment réduites, est ici en rapport immédiat avec des molécules susceptibles d'osciller aussi très-facilement.

En conséquence, pendant l'aller de ces oscillations, le tympan repousse vers l'intérieur de la caisse, proportionnellement à l'étendue et à la vitesse des ondes, les molécules d'air appliquées contre lui. De ces molécules, le mouvement vibratoire, se propageant à celles qui sont placées plus en dedans, atteint la paroi opposée de la caisse, et dès lors la membrane de la fenêtre ronde, seul intermédiaire disposé pour transmettre à l'oreille interne l'impulsion communiquée par le tympan à l'air de l'oreille moyenne. Un mouvement analogue en sens inverse, c'est-à-dire en retour, s'opère dès que la vibration de l'onde ramène la membrane vers le conduit auditif.

II. On a dit de la caisse du tympan qu'elle avait pour destination d'augmenter la résonnance des vibrations imprimées à l'air dont elle est remplie; les cellules mastoïdiennes contribueraient surtout à ce résultat. Augmenter la résonnance de vibrations, c'est les renforcer en y associant d'autres vibrations qui s'effectueraient suivant le même sens et avec la même vitesse qu'elles. Dans l'ordre régulier des choses, l'air de la caisse ne recevant en fait de vibrations que celles qui lui sont transmises par le tympan, l'accroissement de résonnance consisterait ici en ce que ces vibrations, au lieu de se disséminer au dehors, seraient réfléchies vers la cavité, et s'ajouteraient à celles qui continueraient à s'y accomplir. Comment cette augmentation d'intensité serait-elle utilisée? De toute évidence, il ne saurait être question de renforcer le mouvement des osselets, que leur forme grêle, leur nature et leur cohésion rendent inaccessibles aux ébranlements du faible volume d'air dont ils sont entourés. Les seules vibrations auxquelles la caisse pourrait imprimer utilement un accroissement de résonnance seraient celles que son contenu gazeux transmet directement du tympan à la membrane de la fenêtre ronde. Or la réalisation de cet effet se rattacherait à une condition unique : ce serait que les vibrations qui divergeraient au point de dépasser le pourtour de la fenêtre fussent ramenées dans le trajet des vibrations directes développées en même temps qu'elles par le tympan.

Mais une semblable concentration est impossible. Nulle part la caisse n'est disposée de façon à réfléchir vers les rayons vibratoires directs des rayons vibratoires divergents. La configuration en est irrégulière; les parois en sont soulevées ou déprimées d'après la conformation ou la

situation des organes d'alentour ; elles sont hérissées d'aspérités inégales
et inégalement disséminées ; enfin les cellules mastoïdiennes se réduisent
à des anfractuosités traversées par un lacis de prolongements osseux,
tout aussi dépourvus de régularité. Ces dispositions témoignent qu'aucune partie de la caisse ne concourt à renforcer les vibrations qui passent
directement du tympan à la membrane de la fenêtre ronde. Le cul-de-sac
mastoïdien réunit même dans son lacis anfractueux les conditions propres
à décomposer les vibrations arrivées jusqu'à lui ; d'où opposition plus
ou moins complète des diverses impulsions vibratoires entre elles, opposition qui, répétée d'obstacle en obstacle, ne peut qu'affaiblir et même
neutraliser progressivement ces impulsions. Il est d'ailleurs présumable
que toute réflexion des rayons sonores est rendue impossible dans l'o-
reille moyenne par la couche de mucosités qui en recouvre les parois.

Ainsi les vibrations transmises directement du tympan à la fenêtre
ronde par l'air de la caisse ne subissent aucune augmentation de résonnance. C'est l'unique moyen d'en assurer la netteté. Les vibrations
qui, issues en même temps qu'elles du tympan, leur seraient rattachées
par voie de réflexion, les rejoindraient avec plus ou moins de retard ;
d'où défaut de concordance entre les phases de la résultante formée
par ces deux ordres de vibrations et les phases de la vibration transmise
par la chaîne des osselets ; d'où aussi, pour l'air de la caisse, neutralisation partielle des vibrations directes qui commenceraient leur retour
et des vibrations réfléchies qui achèveraient leur aller, neutralisation
comportant diminution dans la vitesse des unes et des autres, et, par
suite, substitution d'un son différent au son destiné à être perçu.

B. — Transmission des ondes par la chaîne des osselets.

I. Les osselets transmettent-ils le son par le déplacement successif
de leurs molécules les unes vers les autres, ou bien par le déplacement
de toute leur masse à la fois, les rapports de leurs molécules entre
elles restant invariables ?

Le premier mode de transmission est seul admis par certains physiologistes, qui, pour en démontrer la réalité, se sont appuyés sur l'expérience suivante (*voir* J. Muller, *loc. cit.*, t. II, p. 414). Soit un long
sifflet dans le bout duquel un tube peut entrer à frottement. Soit

ensuite dans ce tube une tige de bois de même hauteur et dressée perpendiculairement au centre d'un disque de liége, assez étroit pour ne pas toucher les parois de l'instrument. On ferme chaque extrémité du tube avec un morceau de vessie de porc, de façon que la membrane du bout supérieur porte par le milieu contre l'extrémité libre de la tige, et que la membrane du bout inférieur s'applique centre pour centre sur le disque de liége. En introduisant dans le sifflet l'extrémité libre du tube ainsi disposé, on obtient un appareil reproduisant dans leur situation respective le conduit auditif, la caisse du tympan et la chaîne des osselets; de plus, on peut simuler les rapports de l'étrier avec la périlymphe vestibulaire en plongeant l'extrémité inférieure du tube dans un vase plein d'eau. Si alors on fait parler le sifflet, les vibrations produites par cet instrument sont communiquées au liquide.

Mais cette démonstration est défectueuse. Dans la nature, le but à atteindre est de transmettre les vibrations infiniment réduites d'une membrane très-mince et très-souple à une série de corps osseux compactes, cohérents, faiblement élastiques et, outre cela, mobiles les uns sur les autres. Dans l'expérience citée, les vibrations d'une membrane relativement épaisse et très-distendue arrivent avec une grande intensité à un appareil en bois et en liége, par conséquent à un appareil très-élastique et dont toutes les pièces, d'ailleurs en rapport de fixité entre elles, diffèrent peu de cette membrane au point de vue physique, si bien que celle-ci peut comporter toujours une quantité de mouvement suffisante pour développer à son tour des vibrations dans la substance de l'appareil. Ces conditions n'existent pas dans la nature; la quantité de mouvement inhérente aux vibrations du tympan est beaucoup trop faible pour ébranler, au moins suffisamment, les molécules osseuses. Nous en avons la preuve quand la chaîne des osselets est ankylosée, et que, cependant, la membrane du tympan est restée intacte. Dans les cas de ce genre, l'oreille où siége l'altération est frappée de surdité, bien que la fixité acquise par le marteau donne aux vibrations de la membrane assez de prise pour infléchir sur lui-même, comme les branches d'un diapason, le manche long et grêle de cet osselet, mettre en jeu l'équilibre moléculaire propre à la substance de ce dernier et se communiquer ensuite au reste de la chaîne.

Si donc les vibrations du tympan ne se transmettent pas de molécule en molécule à travers la chaîne des osselets, un seul genre de transmission est encore possible : c'est que les osselets transmettent l'onde en se déplaçant les uns vers les autres, de façon à repousser l'étrier vers le vestibule. La présence de surfaces cartilagineuses et synoviales aux points par lesquels ces osselets se rattachent entre eux ou au temporal, leur faible volume, l'exiguïté et la laxité de leurs connexions avec les parties circonvoisines, les bras de levier qu'ils constituent l'un par rapport à l'autre, tout cela témoigne qu'ils sont disposés pour des mouvements multipliés et actifs de toute leur masse à la fois. Ces mouvements sont d'autant plus faciles qu'ils s'opèrent sous une portée plus réduite, ce qui est le cas des vibrations de la membrane. D'ailleurs certaines conditions doivent enrayer le développement de vibrations moléculaires dans la substance des osselets. C'est d'une part l'action de l'enclume qui, à peine soutenue, pèse de presque tout son poids sur la masse à peine équivalente du marteau et sur la masse moindre de l'étrier. C'est ensuite l'appui que l'extrémité postérieure de l'étrier prend contre le rebord de la fenêtre ovale pendant tout le temps de l'aller et du retour de l'onde.

Le choc des osselets entre eux développerait bien difficilement aussi des vibrations dans leur substance. La présence d'un fluide visqueux comme la synovie entre d'aussi faibles masses constituerait un premier obstacle sous ce rapport. En second lieu, l'état permanent de contiguïté dans lequel les osselets sont retenus empêcherait tout mouvement vibratoire qu'un ébranlement direct pourrait imprimer à leurs molécules.

La transmission des ondes par la chaîne, sans vibration moléculaire des osselets, nous paraît avoir un double but. Le premier serait d'empêcher les ondes de se propager à la substance du rocher, et de là à l'oreille interne. Effectuée en tout sens autour du labyrinthe, par conséquent de façon à grossir, à amoindrir, à neutraliser même, selon les points, l'onde transmise simultanément par les voies normales à cette portion de l'oreille, la propagation secondaire ainsi survenue ne pourrait que nuire à l'audition. Au premier abord on se demande si d'aussi faibles masses que les osselets communiqueraient leurs vibrations moléculaires à une pièce dure et volumineuse comme l'est le rocher du temporal; mais le doute n'est pas possible quand on se rappelle que le choc d'un corps ténu, par exemple le choc d'une épingle, développe dans des blocs de pierre, de bois, etc., des effets de sonorité susceptibles de s'y propager jusqu'à des distances notables.

Le deuxième résultat de la transmission du son par la chaîne, sans vibrations moléculaires des osselets, serait la neutralisation des vibrations que les ondes transmises par les voies régulières auraient communiquées aux parois osseuses du labyrinthe. S'il est aisé de développer des sons dans une masse volumineuse en la frappant avec une masse relativement très-minime, il ne l'est pas moins de les y arrêter par la simple pression d'un corps relativement fort réduit. Le poids d'un mince lambeau d'étoffe ou de papier mou suffit pour éteindre les vibrations d'un timbre de pendule. On conçoit dès lors que la pression exercée par l'extrémité postérieure de la base de l'étrier sur le rebord de la fenêtre ovale neutralise les vibrations secondaires qui, des voies normales, se seraient propagées au squelette de l'oreille interne. On conçoit également que plus l'étrier sera engagé dans la fenêtre ovale, plus l'effet de neutralisation, alors développé, aura de portée.

II. La chaîne des osselets transmettant ainsi une à une à l'oreille interne les vibrations du tympan; d'autre part, l'air de la caisse vibrant à l'unisson de cette membrane, et pouvant faire vibrer aussi à l'unisson la membrane de la fenêtre ronde, les ondes arriveront avec un isochronisme parfait, d'un côté à la rampe tympanique du limaçon par l'air de la caisse, d'un autre côté au vestibule par la chaîne des osselets. En outre, comme nous le verrons plus bas (p. 45 et 46, III), les deux ondes ainsi issues de chaque vibration du tympan et transmises, l'une par l'air de la caisse, l'autre par la chaîne, atteindront au même instant le labyrinthe. Leur transmission n'aura toutefois lieu, au moins régulièrement, qu'autant que le tympan présentera un degré approprié de tension.

Une plus grande tension du tympan en atténue les vibrations, une moindre tension les facilite. Une tension relativement trop grande ou trop faible rend la membrane moins susceptible de céder à l'action des ondes, et ne lui permet par conséquent que des vibrations insuffisantes. Cet état de plus grande ou de moindre tension se rattache indubitablement au degré d'intensité sous lequel les sons arrivent à l'oreille.

4.

Un son trop intense, eu égard à la contexture des parties sur lesquelles il doit déployer ses effets en dernier ressort, ne sera transmis à ces parties qu'après avoir été atténué par un accroissement dans la tension de la membrane. Un son trop faible pour être perçu, au moins nettement, après avoir subi la tension existante du tympan, provoquera le décroissement de cette tension. Ces modifications dans les conditions de la membrane sont rendues possibles par l'action des muscles propres à la chaine des osselets.

Le muscle interne du marteau attire le manche de cet osselet en dedans, en avant et en haut. Le manche ainsi déplacé attire avec lui la membrane du tympan, qui, par là, se trouve tendue. En même temps la tête du marteau pèse sur l'enclume, et conduit la branche descendante de ce deuxième osselet à refouler l'étrier dans la fenêtre ovale. Là, l'étrier rencontre la périlymphe du vestibule, et déploie sur ce fluide un effet de pression. Pendant que ce mouvement s'accomplit, le marteau pivote plus ou moins sur le bord externe de son manche, de façon que sa longue apophyse antérieure vient appuyer contre le fond de la scissure de Glaser, y réagir comme un ressort de plus en plus résistant, et assurer ainsi la limite à laquelle le muscle doit cesser d'agir sur le tympan.

Le muscle de l'étrier a pour destination : 1º d'assujettir l'extrémité postérieure de la base de cet osselet contre le bord correspondant de la fenêtre ovale; 2º de ramener plus ou moins en dehors l'extrémité antérieure de cette base. Par suite du mouvement ainsi combiné, la branche descendante de l'enclume est tirée en arrière, et le corps de ce second osselet agit en avant sur le marteau de façon à en repousser le manche en dehors contre la membrane du tympan, qui, dès lors, est conduite à se relâcher.

La disposition infundibuliforme du tympan s'opposant à ce qu'il ait par lui-même le degré de tension nécessaire pour vibrer avec régularité, le muscle interne du marteau et le muscle de l'étrier doivent agir sans interruption pour le mettre en état de communiquer les impressions continuelles du dehors et la variété de ces impressions. La tension plus grande ou plus faible que les muscles lui font ainsi acquérir se produit sous la seule détermination de la vie organique. Elle peut toutefois résulter d'un effort volontaire, à en juger par les sensations spéciales dont l'oreille moyenne devient alors le siége, surtout quand le tympan est frappé d'hyperesthésie.

Le degré de tension imprimé au tympan devant persister aussi long-temps que le son pour lequel il a été produit, il faut que la partie à la situation de laquelle il se rattache soit suffisamment assujettie pendant le même temps dans cette situation.

La conséquence de cette donnée, c'est que l'extrémité du manche du marteau, après avoir été ramenée en dedans ou en dehors, selon l'intensité des vibrations survenues, doit être maintenue au point où elle a été ainsi conduite. Cette condition est rendue possible par l'équi-libre qui s'établit entre l'action du muscle interne du marteau et l'élasticité de la membrane. Une autre conséquence des observations précédentes, c'est que, par le fait de son union intime avec la portion terminale du manche du marteau, le centre du tympan participe à l'immobilité relative de cette extrémité osseuse.

III. Il est enfin une dernière condition sans laquelle la transmission du son ne saurait s'effectuer avec régularité, ou même deviendrait impossible. C'est que les rapports du tympan avec la chaîne des osse-lets soient garantis contre l'action des mouvements vibratoires, qui, répétés à l'infini sous l'intensité la plus variée, arriveraient à les altérer, si ce n'est à les détruire. Si le manche du marteau adhérait simplement par son bord mince et rectiligne à la convexité du tympan, la disten-sion imprimée à tout instant à cette membrane par l'aller des ondes détruirait graduellement de la circonférence au centre le rayon d'adhé-rences qui unit les deux organes. Le repli formé par la membrane autour de l'apophyse externe du manche prévient cette éventualité. En effet, le refoulement en dedans dû à l'aller des ondes conduit ce repli à recouvrir plus avant et plus étroitement l'origine périphérique des adhérences, et à peser uniquement sur la surface libre et indiffé-rente du col de l'osselet.

IV. Le centre du tympan et l'extrémité correspondante du manche du marteau étant supposés conserver une position invariable pendant tout le temps que la membrane reste au même degré de tension, la transmission des ondes sonores par la chaîne des osselets peut être considérée comme s'effectuant de la manière suivante :

1° Pendant l'aller, les ondes, arrivant obliquement d'arrière en avant et de dehors en dedans sur la partie supérieure du tympan, pèseront suivant cette direction sur le marteau.

Intimement adhérent au tympan, le marteau pivotera à la manière d'un balancier sur le centre immobile de cette membrane, et s'inclinera en avant et en dedans.

Par ce mouvement, il repoussera, toujours en avant et en dedans, la tête de l'enclume, qui, à son tour, repoussera l'étrier dans la même direction.

Mais, par l'action du muscle de l'étrier, la base de cet osselet prend un point d'appui en arrière contre l'encadrement de la fenêtre ovale. Le mouvement imprimé successivement au marteau et à l'enclume conduira donc l'étrier à pivoter sur l'extrémité postérieure de sa base, et, en même temps, à incliner de plus en plus celle-ci vers le vestibule, à travers la fenêtre ovale, puisque, comme le marteau, l'enclume se trouve repoussée en dedans par la vibration.

2° Le retour de l'onde détermine un mouvement inverse. En raison des adhérences qui l'unissent dans presque toute sa longueur à la membrane du tympan, le marteau est ramené en dehors et en arrière autant que la membrane l'est elle-même. L'enclume suit le marteau. A son tour l'étrier est entraîné par l'enclume, toujours dans le sens de la vibration, c'est-à-dire en dehors et en arrière. Et comme, plus encore que pendant l'aller, il peut céder à l'action de son muscle propre, le mouvement de l'enclume, combiné avec cette action, l'oblige de nouveau à prendre un point d'appui par l'extrémité postérieure de sa base contre l'encadrement de la fenêtre ovale, et, en même temps, à pivoter sur cette extrémité, non plus pour abaisser sa base dans la fenêtre, mais au contraire pour la ramener en dehors, vers la caisse du tympan.

TRANSMISSION DU SON DANS L'OREILLE INTERNE.

§ I. — Transmission dans les rampes.

A. — Recherches préliminaires.

En même temps qu'elle arrive dans le vestibule par la chaîne des osselets, l'onde, transmise par l'air de la caisse jusqu'à la membrane de la fenêtre ronde, agit sur cette membrane comme sur celle du tympan, pour se communiquer à la périlymphe des rampes. La limite extrême à laquelle ce fluide peut en subir l'effet se trouve, dans la rampe tympanique, à 38 millimètres du point où commence la lame osseuse de la cloison des tours; dans la rampe vestibulaire, à 33 millimètres de ce point, la distance étant mesurée le long du côté externe des cavités. Quel est le trajet suivi par le mouvement vibratoire durant ce nouveau parcours? Il n'est pas impossible de le rechercher; mais pour cela il faut déterminer comme point de départ la configuration et les proportions sous lesquelles se dessine la cavité des rampes revêtues de leurs parties molles. Toutefois cette détermination n'est pas directement réalisable. La résistance de l'enveloppe osseuse des rampes ne permet pas d'établir une section nette des parties molles qui les tapissent. D'un autre côté, ces parties sont notablement modifiées après la mort par le déplacement ainsi que par l'évaporation des fluides; et aucun moyen, y compris les injections poussées dans les vaisseaux, n'est susceptible de les ramener, même approximativement, à leur épaisseur naturelle. En vue d'obtenir le moule des rampes sous les contours assurés par les éléments dont nous parlons, nous avons rempli de cire liquéfiée ces cavités, puis nous en avons détruit l'enveloppe osseuse à l'aide de la macération dans l'acide azotique; mais la seule pression de la substance injectée augmentait la déformation survenue dans les parties molles après l'extinction de la vie.

On ne saurait donc arriver à des résultats toujours comparables qu'en portant l'investigation sur le squelette même des rampes. Déduction faite des creux de tout genre, en particulier des trous ou sillons propres aux nerfs et aux vaisseaux; déduction faite aussi des accroissements irréguliers de largeur et de hauteur, on peut considérer la superficie osseuse des rampes comme reproduisant à un degré suffisant de précision la disposition intérieure du tube membraneux dont elle est recouverte. Il devient alors aisé d'établir des chiffres fondamentaux en soumettant à la mensuration le vide circonscrit par cette superficie osseuse, et en faisant subir des corrections aux résultats obtenus. Nous avons été ainsi conduits aux chiffres que nous donnons plus loin; ils ont été relevés sur les temporaux d'un homme âgé de trente ans et dont l'audition avait été constamment normale.

I. Les sections transversales des rampes sont plus ou moins elliptiques. Elles sont configurées en ellipses à peu près complètes au commencement du premier tour. Dans le reste de ce tour et au commencement du deuxième, elles ont la forme d'ellipses tronquées du côté de la cloison. Dans le reste du deuxième tour, elles prennent peu à peu la forme de triangles surbaissés dont la cloison constituerait la base. Dans le dernier tour elles ont la forme d'ellipses très-aplaties. Les angles résultant de ces modifications sont fort atténués dans les rampes revêtues de leurs parties molles, de telle sorte que les contours des sections transversales y sont partout ceux d'une courbe fermée et nullement ceux d'une ligne brisée. Cette courbe n'est cependant pas assez régulière pour créer en chacun de ses points des conditions en rapport avec la progression des rayons sonores. Il paraît suffire qu'elle puisse réfléchir ces rayons vers le côté interne des rampes, et de là ensuite vers la cloison qui sépare ces cavités. En effet, le côté interne et la cloison des rampes conservent respectivement d'une extrémité à l'autre une disposition uniforme, et semblent configurés pour être parcourus dans toute leur étendue transversale par les rayons sonores.

D'autre part, en appelant *largeurs des rampes* ceux de leurs diamètres qui sont perpendiculaires au côté interne de ces cavités, et *hauteurs des rampes* ceux de leurs diamètres qui y sont perpendiculaires à la cloison, nous pourrons exprimer les observations suivantes :

1° La hauteur de la rampe tympanique éprouve des décroissements ou des accroissements graduels dans les mêmes espaces que la largeur de cette cavité.

2° Dans les 7 premiers millimètres de la rampe vestibulaire, la hauteur, d'abord moindre que dans la rampe tympanique, s'accroît progressivement. Dans le reste de la cavité, elle décroît ou augmente en même temps que la largeur.

3° Dans une même portion croissante ou décroissante des rampes, la différence de deux hauteurs ou de deux largeurs est proportionnelle à la distance qui sépare respectivement l'une de l'autre ces hauteurs ou ces largeurs.

4° Dans toutes les portions des rampes, les différences de deux hauteurs ou de deux largeurs sont les mêmes pour une même distance intercalaire.

5° Les diverses considérations qui précèdent sont applicables à tous les autres diamètres des rampes.

Le côté externe de la rampe tympanique comprend en longueur 38^{mm},45, savoir :

Dans le premier tour................ 20,45 ^{mm}
Dans le deuxième tour.............. 13,00 } 38,45.
Dans la moitié du troisième tour..... 5,00

Le côté externe de la rampe vestibulaire, dont la largeur est moindre, comprend en longueur 32^{mm},70, savoir :

Dans le premier tour................ 17,70 ^{mm}
Dans le deuxième tour.............. 11,33 } 32,70.
Dans la moitié du troisième tour..... 3,67

Le côté interne de la rampe tympanique comprend en longueur 12^{mm},93, savoir :

Dans le premier tour................ 6,85 ^{mm}
Dans le deuxième tour.............. 4,40 } 12,93.
Dans la moitié du troisième tour..... 1,68

Le côté interne de la rampe vestibulaire comprend en longueur 11 millimètres seulement, savoir :

Dans le premier tour................ 5,85 ^{mm}
Dans le deuxième tour.............. 3,75 } 11,00.
Dans la moitié du troisième tour...... 1,40

Dans chacun des tours, les plus grands diamètres du limaçon, abstraction faite de sa paroi externe, sont ceux qui partent du commencement de chaque tour. Ces diamètres ont en étendue :

$$\text{Au premier tour.} \ldots \ldots \ldots \ldots \quad 7,70 \text{ mm}$$
$$\text{Au deuxième tour.} \ldots \ldots \ldots \ldots \quad 5,90$$
$$\text{A la moitié du troisième tour.} \ldots \ldots \quad 3,00$$

Les plus petits diamètres de la columelle, autrement dit du noyau contre lequel le limaçon s'enroule, correspondent aux plus grands diamètres des tours. Ils comprennent en étendue :

Dans la rampe tympanique { au premier tour. . . . . . 3,50 mm
                            { au deuxième tour. 2,50

Dans la rampe vestibulaire { au premier tour. . . . . . 2,85 mm
                            { au deuxième tour. 2,10

Les plus grandes et les plus faibles largeurs de la rampe tympanique se trouvent aux points suivants de l'enroulement des tours, et sont représentées par les chiffres placés après l'indication de ces points :

A 0 degré, origine du premier tour, plus grande largeur de la rampe. . . . . 2,200 mm

A 133°24', point à partir duquel les deux rampes ont le même diamètre moyen. 2,025

A 360 degrés, fin du premier tour. 1,775

A 540 degrés, milieu du deuxième tour, premier minimum de largeur. 1,625

A 585 degrés, deuxième maximum de largeur. 1,700

A 720 degrés, fin du deuxième tour. 1,580

A 900 degrés, deuxième minimum de largeur. 1,450

Les distances qui existent d'une de ces largeurs à l'autre sur les côtés de la rampe sont :

Sur le côté externe.

mm		mm		mm
7,85 }	20,45 }			
12,60 }				
6,05 }			38,45	
1,92 }	13,00 }			
5,03 }				
5,00	5,00			

Sur le côté interne.

mm		mm		mm
2,65 }	6,85 }			
4,20 }				
2,05 }			12,93	
0,66 }	4,40 }			
1,69 }				
1,68	1,68			

Aux plus grandes et aux plus faibles largeurs correspondent les plus grandes et les plus faibles hauteurs sous les chiffres suivants :

	mm
A 0 degré	1,500
A 133°24′	1,375
A 360 degrés	1,175
A 540 degrés	1,045
A 585 degrés	1,100
A 720 degrés	1,020
A 900 degrés	0,850

Les plus grandes et les plus faibles largeurs de la rampe vestibulaire se trouvent encore aux points indiqués à propos de la rampe tympanique; il en est de même pour les hauteurs, sauf la première qui est un minimum :

	Largeur. (mm)	Hauteur. (mm)
A 0 degré	1,900	0,867
A 133°24′	1,800	1,560
A 360 degrés	1,583	1,350
A 540 degrés	1,500	1,200
A 585 degrés	1,520	1,260
A 720 degrés	1,400	1,190
A 900 degrés	1,250	1,100

Ces largeurs et hauteurs sont successivement séparées par les distances suivantes :

Sur le côté externe de la rampe.

mm		
7,00 } 17,70 (mm)	
10,70 }	
5,50 }	32,70 (mm)
1,50 } 11,33	
4,33 }	
3,67 3,67	

Sur le côté interne de la rampe.

mm		
2,25 } 5,85 (mm)	
3,60 }	
1,75 }	11,00 (mm)
0,55 } 3,75	
1,45 }	
1,40 1,40	

II. Ainsi que nous l'avons dit, les chiffres qui précèdent résultent de mensurations dans lesquelles on a tenu compte autant que possible des impressions vasculaires et autres, c'est-à-dire de creux variant en profondeur de $\frac{1}{10}$ à $\frac{1}{3}$ de millimètre. On ne saurait toutefois tirer parti de ces chiffres considérés dans leur valeur absolue; mais on peut en déduire avec une exactitude suffisante le diamètre moyen des rampes, et dès lors reconnaître à ces cavités une forme accessible à l'analyse.

Les sections transversales des rampes ayant la forme d'ellipses plus ou moins déformées, les diamètres moyens qu'on obtiendrait en prenant la moyenne géométrique des largeurs et des hauteurs de chaque section seraient trop faibles. On arrive à des résultats plus exacts en prenant la moyenne arithmétique de ces dimensions; d'où les diamètres moyens suivants :

	Rampe tympanique.	Rampe vestibulaire.
	mm	mm
A o degré.............	1,850	1,383
A 133°24'.............	1,700	1,715
A 360 degrés..........	1,475	1,467
A 540 degrés..........	1,335	1,350
A 585 degrés	1,400	1,390
A 720 degrés..........	1,300	1,295
A 900 degrés..........	1,150	1,175

A partir de 133°24', ces moyennes sont identiques; et comme on arriverait à un résultat analogue en en relevant sur d'autres points qui se correspondraient dans les deux rampes, toujours à partir de 133°24', on peut conclure qu'à égale distance de cette limite les rampes ont le même diamètre moyen, qui serait :

	mm
A 133°24'...........................	1,700
A 360 degrés.	1,470
A 540 degrés......................	1,350
A 585 degrés......................	1,390
A 720 degrés....	1,300
A 900 degrés.....................	1,175

En résumé :

1° A son origine, la rampe vestibulaire a un diamètre moyen moindre que celui de la rampe tympanique.

2° De o degré à 133°24' de l'enroulement du limaçon autour de la columelle, le diamètre moyen de la rampe tympanique va en diminuant, tandis que le diamètre moyen de la rampe vestibulaire va en augmentant jusqu'à devenir égal à celui de la rampe tympanique.

3° De 133° 25′ à 540 degrés inclus, tous les diamètres des rampes vont en diminuant.

De 541 à 585 degrés inclus, ils vont de nouveau en augmentant.

De 586 à 900 degrés, fin des rampes, ils vont une seconde fois en diminuant.

4° Depuis 133° 25′ jusqu'à leur terminaison, les rampes ont le même diamètre moyen à égale distance de leur origine.

5° Dans l'une et l'autre rampe, le diamètre moyen augmente ou diminue selon la même progression.

III. Cela posé, prenons un temporal préparé pour la mesure des largeurs et des côtés des rampes; si nous appuyons un compas dans l'orifice central du sommet de la columelle, nous constaterons les dispositions suivantes, à partir du point où commencent ces cavités :

1° Le côté interne de la rampe tympanique décrit une spirale qui se rapproche de plus en plus de l'axe géométrique du limaçon.

2° Le côté interne de la rampe vestibulaire commence moins loin de l'axe géométrique du limaçon que le côté interne de la rampe tympanique. Il décrit ensuite, sur une longueur de 2ᵐᵐ, 25, à partir du point d'origine de la rampe, une spirale qui l'écarte de plus en plus de cet axe. Dans le reste de son étendue, il est presque aussi éloigné de l'axe géométrique que le côté interne de la rampe tympanique, et il reproduit la disposition de ce côté.

3° Le côté externe de la rampe tympanique se rapproche graduellement en spirale du côté interne de la cavité jusqu'au milieu du second tour, soit jusqu'à 26ᵐᵐ, 50 de l'origine des rampes. Il s'en écarte ensuite dans une longueur de 2 millimètres, toujours sous la courbure d'une spirale de plus en plus ouverte; puis il s'en rapproche de nouveau jusqu'à sa terminaison, soit dans une longueur de 10 millimètres, toujours sous la courbure d'une spirale.

4° Le côté externe de la rampe vestibulaire décrit d'abord, sur une longueur de 7 millimètres à partir du vestibule, une spirale qui l'écarte du côté interne de la rampe; puis il se rapproche de ce côté, toujours en spirale et en reproduisant, à partir des mêmes points, les dispositions du côté externe de la rampe tympanique.

5° Si l'on coupe dans un point quelconque la spirale des côtés par un arc de cercle décrit en prenant pour centre le sommet de la columelle, et si l'on mène par le point d'intersection une tangente à la spirale et une tangente à l'arc de cercle, ces tangentes feront partout le même angle entre elles.

B. — TRAJET DES ONDES DANS LES RAMPES.

I. En partant des considérations précédentes, on peut regarder les rampes comme formées par une série de cônes creux tronqués et recourbés, que, pour plus de simplicité, nous supposerons réduits à leur projection sur un plan perpendiculaire à l'axe géométrique du limaçon. Nous supposerons également que ces cônes ont leurs bases perpendiculaires à la tangente de leur côté interne (*fig.* 2).

Fig. 2.

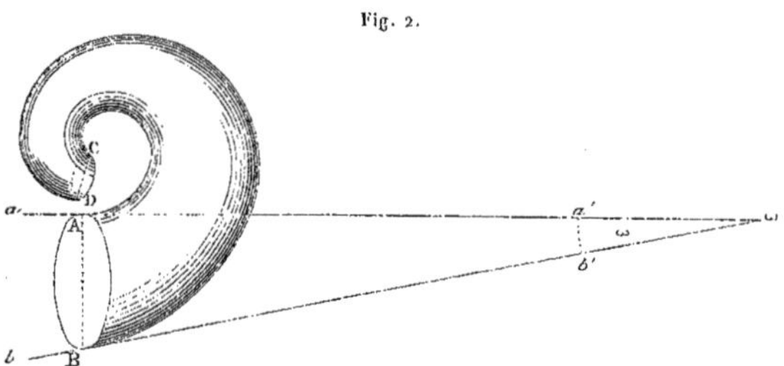

Redressons l'un de ces cônes ABDC sur son côté interne AC, et prolongeons-en les deux côtés jusqu'à leur rencontre en ω, les largeurs ex-

Fig. 3.

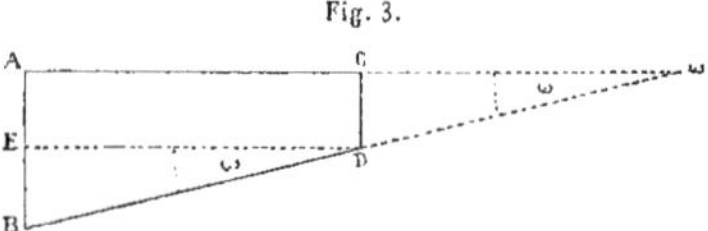

trêmes AB et CD restant les mêmes, et devenant perpendiculaires au côté interne AC. Le côté externe BD se sera redressé en ligne droite, comme le côté interne. Dès lors ces côtés se seront respectivement confondus avec les tangentes *aa'* et *bb'* menées sur eux par les points A et B avant le redressement du cône. On obtiendra de la sorte la projection ABDC (*fig.* 3).

Par construction, la largeur AB étant perpendiculaire à AC, le côté externe BD fera avec cette largeur le même angle ABω que la tangente bb' avant que celle-ci fût confondue avec lui. Cet angle est complémentaire de l'angle plan formé par le prolongement des côtés AC et BD, au sommet ω du cône redressé.

Soient ω cet angle plan, C_i le côté interne AC, l_1 la largeur AB, l_{n+1} la largeur CD; menons la ligne ED parallèle à AC. Nous aurons

$$\tan \omega = \frac{l_i - l_{n+1}}{C_i}.$$

Mettant en nombres d'après les valeurs obtenues pour la première portion de la rampe tympanique, il vient

$$\tan \omega = \frac{1,850 - 1,350}{8,90} = 0,05593.$$

C'est la tangente d'un arc de $3°12'$, à 3 secondes près.

La cotangente de cet arc est égale à $17,925093$.

II. La portion initiale de la rampe tympanique peut être assimilée à un miroir réflecteur, qui, obliquement situé entre le quart supéropostérieur de la fenêtre ronde et la paroi interne de la rampe, serait incliné d'autant vers la paroi inférieure et vers la profondeur de cette cavité. D'autre part la fenêtre ronde est percée parallèlement à l'axe de la rampe tympanique, et de façon à être légèrement tournée vers la paroi supérieure de cette cavité. Il en résulte qu'une ligne perpendiculaire au centre de la membrane propre à la fenêtre ronde tombe obliquement sur la cloison des rampes, c'est-à-dire sur la portion supérieure du réflecteur. Comme exemple, nous supposons que le limaçon appartienne à l'oreille droite, et soit placé sur sa base, la fenêtre ronde à gauche de l'observateur.

Par l'effet de ces obliquités, les rayons de l'onde arriveront vers le haut de la surface réfléchissante, qui les renverra vers la paroi interne de la rampe. De ce nouveau point, ils se réfléchiront successivement vers la paroi inférieure de la cavité, puis vers sa paroi externe, et ainsi de suite. En même temps ils seront déviés vers la direction en longueur de la rampe (*fig.* 4, 5 et 9).

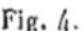

Fig. 4.

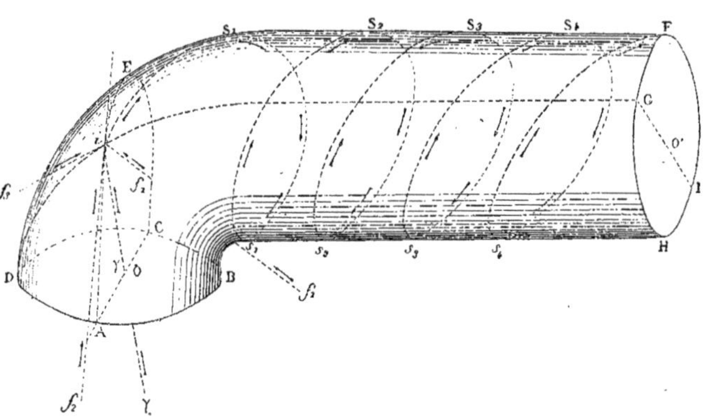

BDEFH, tube sensoriel; ABCD, orifice représentant la fenêtre ronde; ACE, section perpendiculaire au plan de l'orifice; FGHI, section transversale du tube; γ, rayon vibratoire; f_1, f_2, f_3, composantes du rayon vibratoire; $S_1 s_1 S_2 s_2 S_3 s_3 S_4 s_4$, spirale en hélice suivie par les vibrations sonores; i, premier point d'incidence du rayon γ.

Dans ces conditions, les rayons partis de la fenêtre ronde arriveront obliquement de bas en haut, de dehors en dedans, et d'arrière en avant sur la paroi de la rampe (*fig.* 4). L'impulsion oblique γ qui les fera progresser pourra être dès lors considérée comme étant, en chaque point de son trajet, la résultante de trois forces dirigées, l'une f_1 perpendiculairement vers un plan tangent à la paroi, l'autre f_2 dans le sens transversal de la rampe, la troisième f_3 dans le sens longitudinal. La première de ces composantes repoussera les molécules de la périlymphe contre la paroi. En même temps les deux autres composantes feront glisser ces molécules vers la profondeur de la rampe, suivant une direction intermédiaire aux leurs et, par conséquent, oblique relativement au côté longitudinal de la paroi. Si la paroi sensorielle était plane, cette progression s'opérerait suivant une ligne droite, inclinée dans le sens de l'impulsion vibratoire; mais la paroi n'est point plane; elle est recourbée de manière à former un tube. La ligne droite indiquant la progression des molécules devient alors une hélice.

Supposons maintenant que le tube représentant les rampes soit cylindrique, c'est-à-dire qu'il soit formé par un nombre infini de faces rectangulaires ABCD, CDEF, EFGH, ..., toutes parallèles à l'axe longitudinal (*fig.* 5).

Fig. 5.

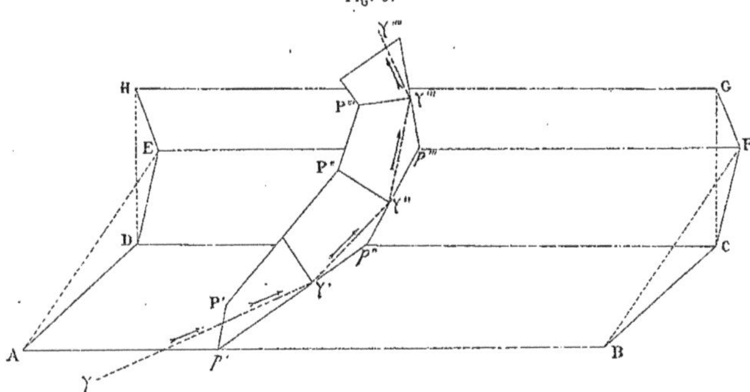

La portion $\gamma\gamma'\gamma''$ du rayon, incidente en γ' dans le plan $P'P''\gamma''p''p'$ ($=P'$) d'après la direction de l'hélice, se réfléchira selon $\gamma''\gamma'''$ en γ'' dans un second plan $P''P'''\gamma'''p'''\gamma''$ ($=P''$), faisant suite au plan P'. Ces deux plans successifs, étant perpendiculaires à la face ABCD, auront la même direction de γ' en γ'' et de γ'' en γ''' relativement à l'axe du prisme. A son tour la portion $\gamma''\gamma'''$ du rayon, incidente en γ''' dans le plan P'', se réfléchira selon $\gamma'''\gamma^{iv}$ dans un troisième plan P''' faisant suite au plan P''. Ces deux nouveaux plans P'' et P''' étant perpendiculaires à la face CDEF, et cette face ayant, par rapport à l'axe du prisme, la même direction que la face ABCD, c'est-à-dire étant parallèle à cet axe, le plan P''' aura à son tour la même direction que les plans P' et P'' par rapport à l'axe. Ainsi de suite pour les parties ultérieures du rayon. Dans ces conditions, les diverses parties de l'hélice, ayant toutes la même obliquité par rapport à l'axe du cylindre, s'enrouleront à égale distance l'une de l'autre.

Admettons enfin que les faces ABCD, CDEF, EFGH, ..., au lieu d'être parallèles à l'axe du tube, soient inclinées par rapport à cet axe à partir d'un point commun O (*fig.* 6), de façon à former une pyramide. Admettons, par exemple, que la face CDEF passe en C′D′E′F′, de manière à être inclinée de *m* degrés par rapport à l'axe. Le plan P″P‴γ‴p‴γ″, perpendiculaire à cette face, se renversera de *m* degrés vers la base du prisme à partir du point d'incidence γ″, de manière à prendre la position du plan π′π″μp‴γ″; et en γ″, la partie γ″γ‴ du rayon, au lieu de se

Fig. 6.

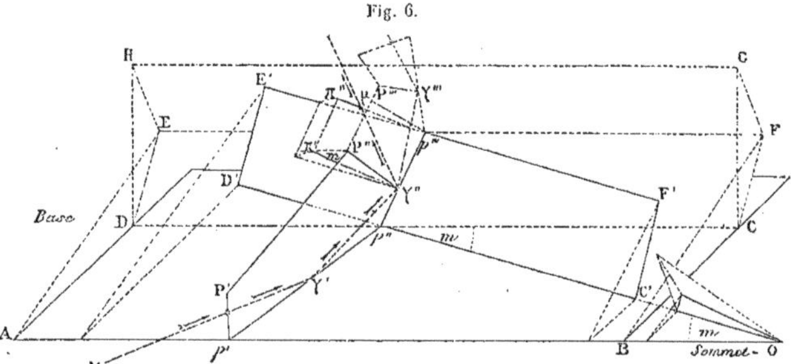

réfléchir dans un plan perpendiculaire à la face ABCD, comme dans le cas précédent, soit dans la portion P″P‴γ‴p‴γ″, se relèvera selon la ligne γ″μ dans le plan π′π″μp‴γ″, c'est-à-dire en se rapprochant de *m* degrés de la base. Les parties ultérieures du rayon se rapprocheront de même de la base selon le nombre de degrés m_1, m_2, m_3, ..., m_n, sous lequel les faces successives de la pyramide seront inclinées par rapport à l'axe à partir du sommet O. Si la pyramide comprend un nombre infini de faces très-petites et égales, elle deviendra un cône, ce qui, au point de vue théorique, est le cas des rampes; les angles m_1, m_2, m_3, ..., m_n, sous lesquels les faces seront inclinées chacune relativement à la suivante, se trouveront égaux, et constitueront par leur ensemble, pour chaque tour de l'hélice et en deçà de la direction que cette spirale eût affectée dans un tube cylindrique, un écartement égal à l'angle au sommet du cône déployé.

Ainsi, dans un tube conique droit, l'angle d'incidence du rayon sonore sera diminué : au bout du premier tour de la spirale décrite par ce dernier, d'autant de degrés qu'il y en a dans l'angle au sommet du cône dé-

ployé; au bout du deuxième tour, de deux fois ce nombre de degrés; au
bout du troisième tour, de trois fois ce nombre, ainsi de suite; de telle
sorte que les tours de l'hélice se rapprocheront de plus en plus de la direction transversale, autrement dit de la direction qu'ils auraient dans un
plan perpendiculaire à l'axe du cône. En admettant, comme ce paraît être
le cas de la nature, que l'angle primordial d'incidence, c'est-à-dire l'angle
sous lequel le rayon débouche de la fenêtre ronde dans la rampe, soit de
87 degrés environ, et que l'angle au sommet du cône déployé soit de
9° 38', le rayon sonore sera ramené dans un plan perpendiculaire à
l'axe du cône avant d'avoir parcouru en entier le premier tour de la
spirale. Alors le rayon, au lieu de pénétrer de plus en plus dans la
rampe, rétrogradera vers la fenêtre ronde avant que l'aller de la vibration, supposée perceptible quant à la durée, soit terminé. D'ailleurs,
parcourût-il un plus long trajet dans la rampe, son redressement crois-
sant serait incompatible avec la perception exacte du son; en voici la
raison. Pour être perçue, chaque phase de l'onde devant imprimer son

Fig. 7.

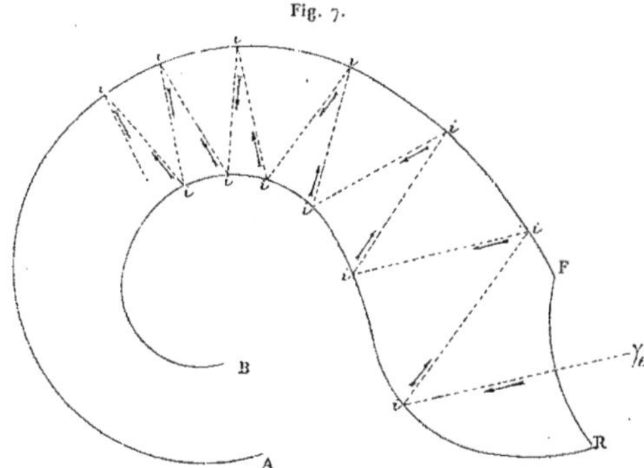

Projection de la rampe tympanique et d'un rayon vibratoire arrivé dans cette rampe; réflexions
successives du rayon vibratoire entre les côtés de la projection. FRBA, projection de la rampe;
FR, fenêtre ronde; γ_0, rayon vibratoire; $i, i, \ldots$, points de réflexion.

effet un certain nombre de fois dans les diverses parties de l'oreille
interne, le redressement progressif du rayon dans les rampes y rendrait
cet effet aussi varié que l'onde aurait parcouru de fois la périphérie de

ces cavités. Ce serait là un fait inadmissible, car pendant que, pour une seule et même de ses phases, l'onde imprimerait dans les rampes une série d'effets tous différents entre eux, elle ne développerait à l'occasion de cette phase que des effets uniformes dans le vestibule et dans les canaux demi-circulaires; si bien qu'à une impression complète développée dans l'une des deux parties essentielles de l'oreille interne, correspondrait dans l'autre partie une impression incomplète, c'est-à-dire une impression différente, puisque les différences de la perception auditives s'accusent d'après le degré d'intensité comme d'après la durée que les impressions peuvent avoir.

Le rayon sonore progresse en spirale dans la rampe vestibulaire comme dans la rampe tympanique (*fig.* 8 et 10). L'obliquité de l'orifice

Fig. 8.

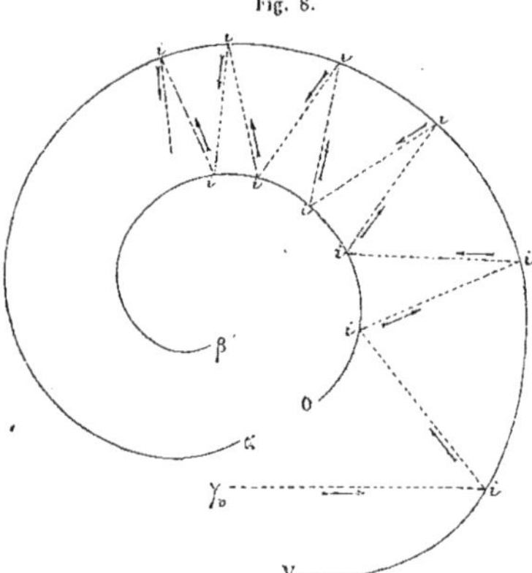

Projection de la rampe vestibulaire et d'un rayon vibratoire arrivé dans cette rampe; réflexions successives du rayon vibratoire entre les côtés de la projection. OV$\alpha\beta$, projection de la rampe; OV, orifice de la rampe; γ_v, rayon vibratoire; i, i, ..., points de réflexion.

initial force d'abord le rayon à se diriger contre la portion déclive de la cloison, puis vers le côté externe de la rampe. A ce niveau la concavité de la paroi le réfléchit successivement en haut, puis en dedans, puis en bas, ainsi de suite. En même temps l'accroissement graduel en hauteur de la première portion de la rampe l'y fait avancer de plus en plus. Ici

donc encore le rayon est soumis à deux impulsions : l'une qui le force à
cheminer transversalement contre la paroi de la rampe ; l'autre qui le
pousse vers les profondeurs de cette cavité. Il ne peut en résulter qu'un
mouvement spiral, analogue à celui de la rampe tympanique.

Il est à remarquer que le rayon sonore progresse suivant le même
sens dans l'une et l'autre rampe (*fig.* 9 et 10), soit :

De bas en haut le long de la paroi externe ;

De dehors en dedans le long de la paroi supérieure ;

De haut en bas le long de la paroi interne ;

De dedans en dehors le long de la paroi inférieure.

Fig. 9.

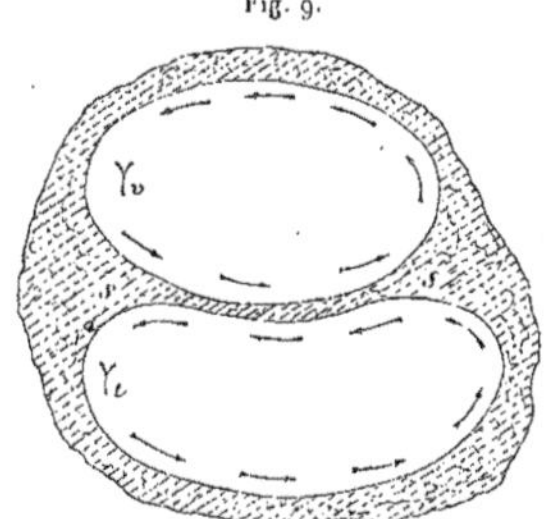

Trajet en sens inverse de l'onde vestibulaire γ_v et de l'onde tympanique γ_t
sur la cloison des rampes SS.

III. L'onde vestibulaire et l'onde tympanique partent simultanément
l'une de la fenêtre ovale, l'autre de la fenêtre ronde, et arrivent après
un trajet égal dans un milieu identique, par conséquent avec la même
vitesse, l'onde vestibulaire à la face supérieure de la cloison des
rampes, l'onde tympanique à la face inférieure de cette cloison ; en
même temps l'onde vestibulaire se propage dans le vestibule et dans
les canaux demi-circulaires. Ces faits ressortent des considérations suivantes. Chez tous les sujets dont l'audition s'est effectuée régulièrement
pendant la vie, les frêles organes membraneux du labyrinthe revêtent
respectivement la plus complète identité de forme ; constamment aussi
on trouve dans un état d'intégrité parfaite les faibles adhérences qui
unissent ces organes entre eux et aux parois d'alentour. Mais l'onde
tympanique tend à refouler vers la rampe vestibulaire la zone mem-

braneuse de la cloison, et dès lors à réagir sur les fluides contenus dans cette rampe, dans le vestibule et dans les canaux demi-circulaires. De même l'onde vestibulaire tend à refouler la zone membraneuse vers la rampe tympanique. Si ces ondes déployaient leurs effets l'une avant l'autre, les organes membraneux du labyrinthe céderaient devant celle qui arriverait la première. Ils se déroberaient ainsi plus ou moins aux actions dont ils doivent recevoir l'impression; de plus leur conformation, leurs rapports, leurs adhérences, surtout celles qui les mettent en communication avec le système nerveux, subiraient des atteintes incompatibles avec le but à remplir. Des irrégularités analogues surviendraient si, les deux ondes agissant simultanément sur la zone membraneuse, l'une possédait plus d'intensité que l'autre. Une seule condition permet d'obvier à ces inconvénients : c'est que les composantes déployées par l'une des ondes sur la zone soient équilibrées à travers cette membrane par les composantes correspondantes de l'autre onde. Or, pour que cet équilibre soit possible, il faut que les deux ondes atteignent au même instant et avec la même intensité, l'une la face supérieure, l'autre la face inférieure de la zone.

Fig. 10.

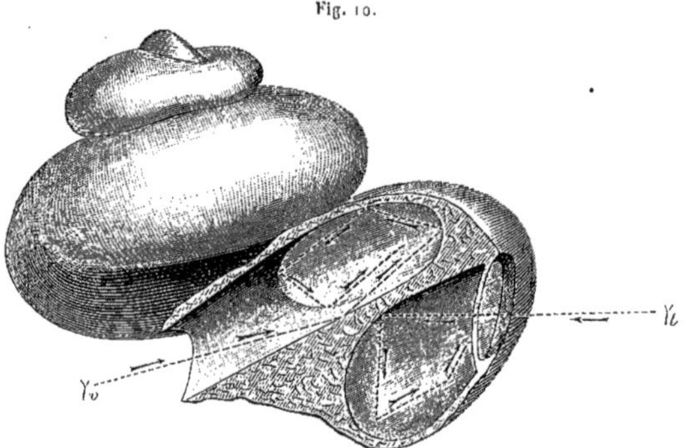

Trajet de deux rayons vibratoires dérivés de la même onde et arrivant, l'un γ_v dans la rampe vestibulaire, l'autre γ_t dans la rampe tympanique.

IV. Arrivées simultanément dans le labyrinthe, les deux ondes en atteindront simultanément aussi les sections transversales successives

(*voir* p. 61, VII). En outre, la paroi supérieure de la rampe tympanique
étant constituée par la face inférieure de la cloison, il s'ensuit que, par
le fait de leur simultanéité, les deux ondes du labyrinthe développeront
leur impulsion contre cette cloison en avançant l'une vers l'autre de
manière à se croiser, l'onde vestibulaire se propageant au-dessus de
dedans en dehors, pendant que l'onde tympanique se propage en dessous
de dehors en dedans (*fig.* 10).

C. — Rapports de l'enroulement des rampes autour de la columelle avec la transmission des ondes dans ces cavités.

I. Comme nous l'avons vu, il importe que l'impression des ondes
s'effectue avec le même degré d'intensité dans toutes les parties de l'o-
reille interne. Pour cela il faut que leurs rayons atteignent partout la
superficie sensorielle des rampes sous le même angle d'incidence.
Afin de rechercher plus facilement par quel moyen ce résultat peut se
réaliser, supposons que ces cavités, assimilées à des cônes, soient réduites à leur projection, après avoir été complétement redressées sur
leur côté interne. Autrement dit, deux règles $A\omega$ et $A''\omega$ (*fig.* 11)

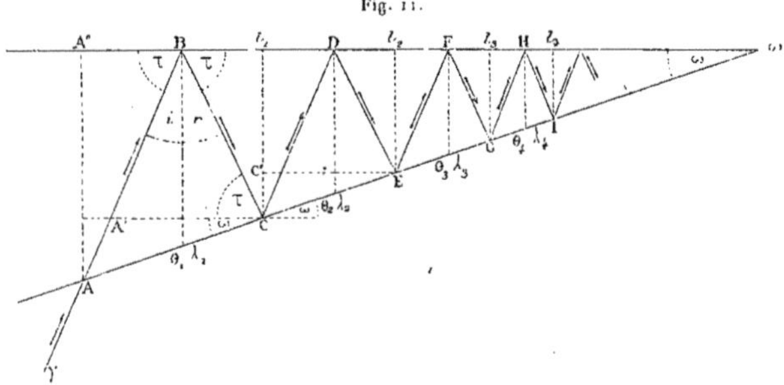

Fig. 11.

étant placées de champ sur un plan et formant entre elles un angle ω,
supposons qu'un rayon sonore γ se développe sur ce plan de façon à être
alternativement réfléchi de l'une de ces règles vers l'autre.

L'incidence du rayon se répétera partout sous le même angle, si le rayon, aux différents points où il atteint la paroi oblique, est réfléchi par des plans parallèles à l'autre paroi.

Dans ces conditions, le rayon γ, atteignant la paroi $A''\omega$ en B, sous l'angle d'incidence i, se réfléchira en ce point sous l'angle r égal à i, pour atteindre en C la paroi $A\omega$. S'il trouve en C une paroi, non pas oblique, mais parallèle à $A''\omega$, comme dans le cas du cylindre, le rayon arrivera en ce deuxième point sous l'angle $BCl_1 = i$, pour se réfléchir de nouveau sous l'angle l_1CD, égal aussi à i, vers la paroi $A''\omega$, qu'il atteindra en D, toujours sous l'angle primitif i. On aura donc un premier triangle isoscèle BCD; on en formerait un second DEF, un troisième FGH, ..., par un procédé analogue. Tous ces triangles isoscèles seront semblables, car leurs angles correspondants sont égaux. L'angle ω au sommet de la projection du cône et l'angle i d'incidence étant pris comme données, il est possible de déterminer les distances BD, DF, FH, ..., qui séparent entre eux les points de réflexion impaire. Pour plus de simplicité, nous désignerons par b_1, b_2, b_3, ..., b_n ces distances, et par l_1, l_2, l_3, ..., l_n les hauteurs des triangles isoscèles dont elles sont les bases, hauteurs qui représentent les diamètres moyens correspondants des rampes. Menons la ligne EC' parallèle à $A''\omega$, nous aurons

$$EC' = \frac{b_1 + b_2}{2} \quad \text{et} \quad CC' = l_1 - l_2.$$

D'autre part,

$$\frac{b_1 + b_2}{2(l_1 - l_2)} = \frac{1}{\tang\omega}.$$

Mais

$$\frac{b_1}{2} = \frac{l_1}{\tang\tau} \quad \text{et} \quad \frac{b_2}{2} = \frac{l_2}{\tang\tau};$$

donc

$$\frac{l_1 + l_2}{(l_1 - l_2)\tang\tau} = \frac{1}{\tang\omega}.$$

On tire de là

$$l_2 = l_1 \frac{\tang\tau - \tang\omega}{\tang\tau + \tang\omega},$$

ou, en désignant par k le coefficient $\dfrac{\tang\tau - \tang\omega}{\tang\tau + \tang\omega}$,

$$l_2 = l_1 k.$$

On aurait de même

$$l_3 = l_2 k = l_1 k^2,$$
$$l_4 = l_3 k = l_1 k^3,$$
$$\dots\dots\dots\dots\dots,$$
$$l_n = l_{n-1} k = l_1 k^{n-1},$$
$$l_{n+1} = l_n k = l_1 k^n,$$

n désignant le nombre des bases ou des hauteurs successives.

Au moyen de la proportion $\dfrac{b_n}{b_1} = \dfrac{l_n}{l_1}$, on tire de cette formule la suivante, concernant les bases :

$$b_n = b_1 k^{n-1}.$$

11. Toutefois ces conditions ne sont pas réalisables dans un angle à côtés rectilignes ; mais elles l'y deviendront si l'on donne à chacune des lignes d'incidence impaire BD, DF, ... et à chacune des lignes d'incidence paire $\lambda_1 C$, $\lambda_2 E$, ... une obliquité spéciale.

En premier lieu, le moyen de conserver égaux les angles pairs d'incidence et de réflexion BCl_1, $l_1 CD$, DEl_2, $l_2 EF$, ..., c'est de redresser (*fig.* 12) en C, E, ..., vers les normales $l_1 C$, $l_2 E$, ..., les lignes

Fig. 12.

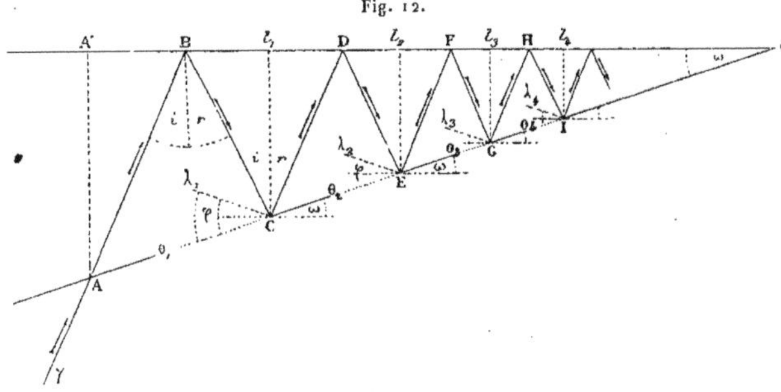

d'incidence paire $\lambda_1 C$, $\lambda_2 E$, ..., sous un angle φ égal à deux fois l'angle ω. En effet, on a (*fig.* 11)

$$BC\lambda_1 - \omega = DC\theta_2 + \omega, \quad \text{d'où} \quad BC\lambda_1 - 2\omega = DC\theta_2;$$
$$DE\lambda_2 - \omega = FE\theta_3 + \omega, \quad \text{d'où} \quad DE\lambda_2 - 2\omega = FE\theta_3;$$

ainsi de suite.

7

Dans ces conditions, les lignes de réflexion paire (*fig.* 12) $C\theta_2$, $E\theta_3$, ... garderont leur obliquité de ω degrés par rapport aux lignes de réflexion impaire BD, DF,.... Mais, le nombre des rayons des ondes sonores étant infini, la ligne Aω ne saurait se composer d'une série de lignes brisées $\lambda_1 C\theta_2$, $\lambda_2 E\theta_3$, $\lambda_3 G\theta_4$, ..., lesquelles ne permettraient qu'un nombre limité d'incidences ou de réflexions sous un angle uniforme. Il faut en conséquence rendre aux lignes d'incidence impaire $\lambda_1 C$, $\lambda_2 E$, ..., en les laissant relevées vers les lignes $l_1 C$, $l_2 E$, ..., la direction d'obliquité suivant la droite Aω qu'elles avaient primitivement par rapport aux lignes d'incidence impaire A″B, BD,...; on pourra par ce moyen créer des dispositions identiques pour tous les

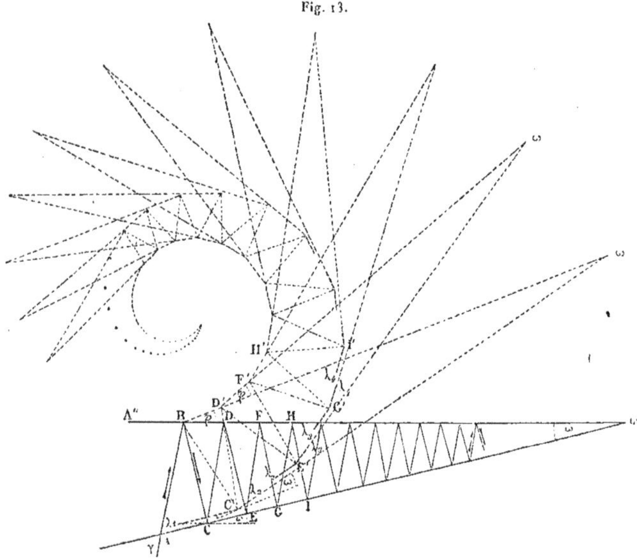

Fig. 13.

rayons des ondes. A cet effet il suffira que les portions $B\omega C\lambda_1$, $D\omega E\lambda_2$, $F\omega G\lambda_3$, ... de la projection soient également relevées de φ degrés $= 2\omega$ les unes par rapport aux autres dans les points d'incidence impaire B,

D, F, ...; les angles de réflexion impaire l_1BC, l_2DE n'en resteront pas moins égaux à l'angle i de première incidence. On arrivera ainsi à la construction de la *fig.* 13, dans laquelle le point C se trouve reporté en C', le point D en D', le point E en E', ainsi de suite. De plus, en multipliant les points d'incidence et de réflexion proportionnellement au nombre des rayons des ondes, c'est-à-dire à l'infini, on transformera les côtés A ω et A'' ω en deux courbes concentriques et de même nature. Déterminons les éléments de la courbe ainsi constituée par la ligne A'' ω, qui, représentant le lieu commun des points d'incidence et de réflexion impaires, correspond au côté interne des rampes.

Au point B élevons sur cette ligne une perpendiculaire By (*fig.* 14).

Fig. 14.

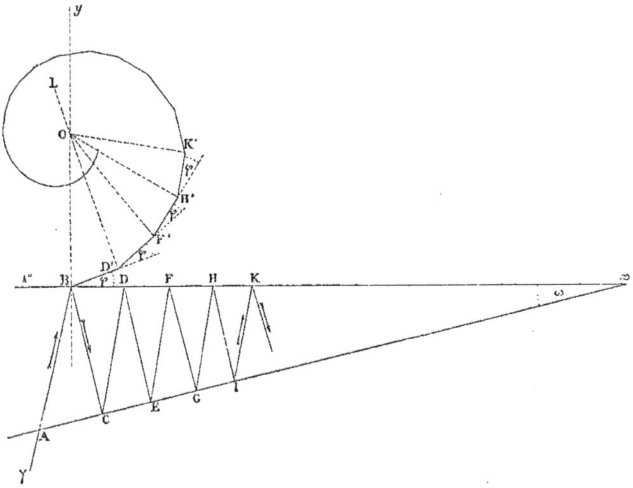

Au point D' élevons sur BD' la perpendiculaire D'L, qui coupera en O la droite By. Prenons le point O comme centre, et joignons-le, par les rayons BO $=$ R, D'O $= \rho_1$, F'O $= \rho_2$, H'O $= \rho_3$, K'O $= \rho_4$. ..., aux extrémités B, D', F', H', K', ... des bases BD' $= b_1$, D'F' $= b_2$, F'H' $= b_3$, H'K' $= b_4$, ...

Dans le cas de la nature, la réduction graphique des rampes à leurs diamètres moyens donne une mesure sensiblement la même pour l'angle BOD′ égal à φ par construction et pour l'angle BCD égal à $2i$; supposons donc ces deux angles égaux entre eux, et par conséquent le second, BCD, égal à l'angle $\varphi = 2\omega$: nous aurons

$$\tan\tau = \cot i = \cot\omega = \frac{1}{\tan\omega}.$$

Substituant cette dernière valeur à $\tan\tau$ dans la formule

$$\frac{\tan\tau - \tan\omega}{\tan\tau + \tan\omega} = k,$$

on obtient

$$k = \frac{1 - \tan^2\omega}{1 + \tan^2\omega} = \cos 2\omega = \cos\varphi = \cos 6°24' = 0{,}993779.$$

On tire de là

$$b_n = b_1 \cos^{n-1}\varphi,$$
$$l_n = l_1 \cos^{n-1}\varphi.$$

Mais de l'équation $b_n = b_1 \cos^{n-1}\varphi$ il résulte que les angles D′OF′, F′OH′, ..., formés par les rayons ρ_1, ρ_2, ..., ρ_n tirés du centre O aux extrémités des bases $b_1, b_2, \ldots, b_n$, sont tous égaux à l'angle φ. En effet

$$\frac{b_1}{\rho_1} = \tan\varphi = \frac{\sin\varphi}{\cos\varphi},$$
$$\frac{b_2}{\rho_1} \text{ ou } \frac{b_1\cos\varphi}{\rho_1} = \frac{\sin D'OF'}{\cos(\varphi - D'OF')}.$$

On tire de ces nouvelles équations :

$$\cos\varphi\cos D'OF' + \sin\varphi\sin D'OF' = \frac{\sin D'OF'}{\sin\varphi},$$
$$\sin\varphi\cos\varphi\cos D'OF' + \sin^2\varphi\sin D'OF' - \sin D'OF' = 0,$$
$$\sin\varphi\cos\varphi\cos D'OF' - \cos^2\varphi\sin D'OF' = 0 ;$$
$$\tan D'OF' = \tan\varphi,$$

et par conséquent D′OF′ $= \varphi$.

On raisonnerait de même pour les autres angles au centre.

Il suit de là que

$$\rho_1 = R \cos\varphi,$$
$$\rho_2 = \rho_1 \cos\varphi \quad = R \cos^2\varphi,$$
$$\rho_3 = \rho_2 \cos\varphi \quad = R \cos^3\varphi,$$
$$\dots\dots\dots\dots\dots\dots\dots,$$
$$\rho_n = \rho_{n-1} \cos\varphi = R \cos^n\varphi.$$

Ainsi pour que les rayons sonores atteignent partout, sous le même angle d'incidence, les côtés qui limitent la projection plane des rampes, cette projection doit être recourbée sur son côté interne en une spirale représentée par l'équation

$$\rho_n = R \cos^n\varphi.$$

Si l'on remplace $\cos\varphi$ par sa valeur numérique, cette équation devient

$$\rho_n = R \times 0{,}993779.$$

A l'uniformité d'incidence ainsi obtenue pour une projection plane, doit correspondre (*fig.* 17) l'uniformité dans la transmission opérée le long de la paroi conique des rampes, transmission qui, dans un cône redressé, aurait lieu suivant une hélice de plus en plus déviée vers l'origine des rampes, c'est-à-dire suivant une courbe à double courbure. Si l'enroulement des tours du limaçon avait lieu à plat, l'uniformité d'incidence, par le seul fait de cet enroulement, serait déjà possible sur le bord interne des rampes, sur leur bord externe et sur la superficie, presque partout plane, de la cloison. La rectification d'incidence aurait lieu moins complétement sur la paroi opposée à la cloison, et d'autant moins en un point donné que la paroi s'y trouverait plus recourbée transversalement vers celle de l'autre rampe. L'arc d'hélice décrit sur cette paroi par l'onde figurerait donc encore ici, quoique à un moindre degré, une courbe à double courbure.

Une disposition pareille n'altérerait cependant pas la régularité de la transmission. Les organes destinés à recevoir l'impression des ondes étant renfermés dans la zone membraneuse de la cloison, l'uniformité d'incidence n'est réellement indispensable que sur cette zone et sur ses abords immédiats. Hors de là, il suffit qu'à l'uniformité dans la disposition anatomique des rampes revêtues de leurs parties molles corresponde l'uniformité dans la trajectoire décrite par les ondes. Dès lors cette trajectoire se dessinerait, sur la cloison, en une courbe à simple courbure; sur la paroi opposée à la cloison, en arcs de courbe à double courbure, partout semblables et proportionnels.

Dans l'application au cas particulier des rampes telles qu'elles existent anatomiquement, l'aplatissement de ces cavités dans le sens de la cloison atténue encore la déviation imprimée à l'hélice. Une disposition accessoire doit rendre encore plus faible et peut-être nulle cette déviation : c'est une incurvation prononcée du limaçon sur la paroi qui ferme la rampe vestibulaire du côté opposé à la cloison. Quand on déroule graphiquement cet organe, on reconnaît que la disposition longitudinale en est, non pas rectiligne, mais sensiblement arquée, de façon à offrir, du côté de la rampe vestibulaire une concavité, du côté de la rampe tympanique une convexité, avec une différence de niveau de 3 à 4 millimètres d'une extrémité à l'autre. Cette incurvation, que nous ne trouvons mentionnée nulle part, et qui, cependant, n'a pas échappé à certains dessinateurs, permet aux tours du limaçon leur enroulement caractéristique. De plus, sans modifier en rien la direction, presque régulière, suivie par l'onde sur la cloison, elle a pour résultat de rejeter vers la terminaison des rampes la portion d'hélice décrite sur la paroi opposée à cette lame, et, par conséquent, d'en augmenter encore le redressement.

La trajectoire décrite par les ondes doit donc différer très-peu d'une hélice à simple courbure, si même elle en diffère réellement dans la majeure partie de son étendue. On ne saurait évaluer à plus d'un millième l'excès de longueur qu'elle comporterait par le fait d'une double courbure.

III. Supposons donc que l'hélice soit à simple courbure. Pour calculer l'angle que le rayon vibratoire fait avec le côté de la rampe tympanique en suivant la concavité de ce canal, on remarquera que, si l'angle d'incidence est rendu partout invariable, le rayon vibratoire sera dirigé comme dans un cylindre et, par conséquent, dans un plan. Soient donc KLNM (*fig.* 15) la projection d'un cylindre ayant pour diamètre $AC = l$; γ le rayon vibratoire incident en B sur le côté KL du cylindre : nous aurons

$$CB = \frac{l}{\tan g \tau}.$$

Si l'on déroule le cylindre de A en C (*fig.* 16), soit dans la moitié de son pourtour, et que l'on joigne le point A d'entrée du rayon vibra-

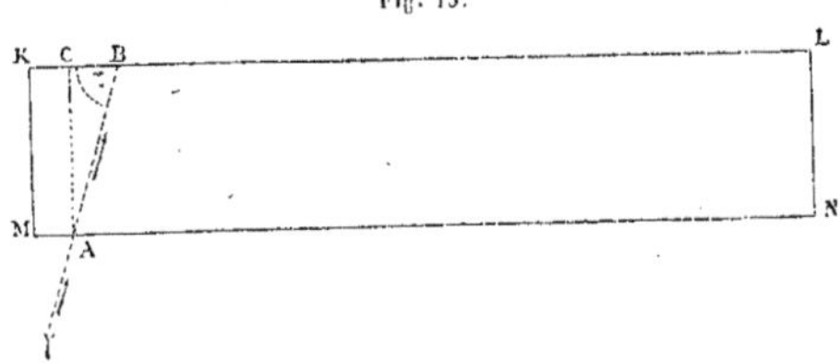

Fig. 15.

toire à l'extrémité de CB par la droite AB qui correspond à la direction réelle de ce rayon, AC deviendra égale à $\frac{1}{2}\pi l$, π désignant le rapport

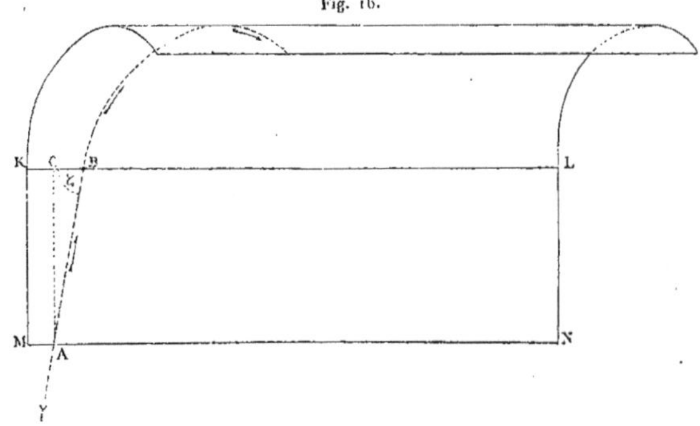

Fig. 16.

de la circonférence au diamètre; et l'on aura l'angle cherché ζ par la relation

$$\operatorname{tang}\zeta = \frac{\pi l}{2 \times CB} = \frac{1}{2}\pi \operatorname{tang}\tau = 1{,}5708 \times 17{,}925093 = 28{,}1565.$$

C'est la tangente d'un arc de $87°57'55''$.

IV. Ainsi que le montrent l'observation et la théorie, l'espace circonscrit par le côté interne des rampes, ayant dans chaque tour du limaçon moins de largeur que le tour suivant, la courbure décrite par l'enroulement des rampes ne saurait être une spirale plane. Elle est nécessairement une hélice, les tours successifs constitués par ces cavités ne pouvant trouver place que les uns au-dessus des autres. La légère inflexion arquée du limaçon sur la paroi qui circonscrit la rampe tympanique du côté opposé à la cloison, inflexion en rapport aussi avec d'autres conditions physiologiques, comme nous l'avons vu, rend possible ce genre d'enroulement.

V. De l'équation $l_{n+1} = l_1 k^n$, l'on tire

$$n = \frac{\log \left(\dfrac{l_{n+1}}{l_1} \right)}{\log k},$$

expression qui indique combien le rayon vibratoire décrit de révolutions en hélice dans les diverses portions des rampes. En substituant aux quantités algébriques leurs valeurs en nombres, on arrive aux résultats suivants :

PORTIONS DES RAMPES.	LONGUEUR de chaque portion en degrés sexagésimaux.	NOMBRE DE TOURS dans chaque portion de la rampe	
		tympanique.	vestibulaire.
Première portion........	133.24′	13,53	20,05
Deuxième portion......	406.36	50,40	50,40
Troisième portion......	45. 0	4,67	4,67
Quatrième portion	315. 0	30,88	30,88
Totaux......	900. 0	99,48	106,00

Ainsi l'hélice décrite par le rayon vibratoire comprendrait 100 tours dans la rampe tympanique et 106 dans la rampe vestibulaire.

VI. En adoptant les formules $l_{n+1} = l_1 \cos^n\varphi$ et $\rho_n = R \cos^n\varphi$, déterminons théoriquement les divers diamètres des rampes et du limaçon, puis recherchons jusqu'à quel point les résultats ainsi fournis par le calcul concordent avec ceux de la mensuration sur pièces.

1° *Puissances successives de* cosφ *dans l'enroulement des rampes autour de la columelle.*

A   0° 0′........................... 1,0000
A 133.24 0,8770
A 180. 0 0,8383
A 360. 0 0,7036
A 540. 0 0,5902
A 585. 0 0,6153
A 720. 0 0,5466
A 900. 0 0,4585

2° *Diamètres moyens.*

	DISTANCE par rapport à l'origine des rampes.	DIAMÈTRES		DIFFÉRENCES entre les diamètres calculés et les diamètres mesurés.
		calculés.	d'après mesures.	
	° ′	mm	mm	mm
Rampe tympanique...	0. 0	1,850	1,850	0,000
	133.24	1,622	1,700	— 0,078
	180. 0	1,554	1,660	— 0,106
	360. 0	1,302	1,475	— 0,173
	540. 0	1,092	1,335	— 0,243
	585. 0	1,138	1,400	— 0,262
	720. 0	1,011	1,295	— 0,284
	900. 0	0,848	1,150	— 0,302
Rampe vestibulaire...	0. 0	1,411	1,383	+ 0,028
	133.24	1,622	1,715	— 0,093
	180. 0	1,554	1,645	— 0,091
	360. 0	1,302	1,467	— 0,163
	540. 0	1,092	1,350	— 0,258
	585. 0	1,138	1,390	— 0,252
	720. 0	1,011	1,293	— 0,282
	900. 0	0,848	1,175	— 0,327

Dans ce tableau comme dans les suivants, la différence qui existe entre les dimensions calculées et les dimensions mesurées augmente avec la distance comptée à partir de l'origine des rampes. Nulle à zéro, elle dépasse parfois à 900 degrés le quart de la dimension naturelle. Cet accroissement de différence ne se dessine pas uniquement aux points

8

indiqués dans nos tableaux : on en retrouve le cours à tous les points intermédiaires. Il n'est pas davantage la conséquence de variétés que la disposition des rampes présenterait selon les individus : en dehors des cas d'anomalie, nous l'avons constaté quels qu'aient été les sujets qui ont fourni les éléments de nos mensurations. Il y a donc lieu de le rattacher à un fait constant. D'après des considérations exposées plus loin, ce fait est vraisemblablement la différence qui existe entre la configuration des rampes revêtues de leurs parties molles et la configuration de ces cavités réduites à leur paroi osseuse.

3° Largeurs des rampes.

La largeur des rampes augmente et diminue avec une telle régularité, qu'on doit en considérer les variations comme subordonnées à une condition spéciale. Le tableau suivant permet de supposer qu'ici encore ces variations ont lieu d'après les puissances successives de $\cos\varphi$, surtout quand les rampes sont revêtues de leurs parties molles :

	DISTANCE par rapport à l'origine des rampes.	LARGEURS		DIFFÉRENCES entre les largeurs calculées et les largeurs mesurées.
		calculées.	mesurées.	
	° ′	mm	mm	mm
Rampe tympanique...	0. 0	2,200	2,200	0,000
	133.24	1,929	2,025	— 0,096
	180. 0	1,848	1,980	— 0,132
	360. 0	1,548	1,775	— 0,227
	540. 0	1,298	1,625	— 0,327
	585. 0	1,353	1,700	— 0,347
	720. 2	1,203	1,580	— 0,377
	900. 0	1,009	1,450	— 0,441
Rampe vestibulaire...	0. 0	1,900	1,900	0,000
	133.24	1,666	1,830	— 0,164
	180. 0	1,596	1,800	— 0,204
	360. 0	1,337	1,583	— 0,246
	540. 0	1,121	1,500	— 0,279
	585. 0	1,169	1,520	— 0,351
	720. 0	1,039	1,400	— 0,361
	900. 0	0,871	1,250	— 0,379

4° *Hauteurs des rampes.*

Ces hauteurs ont été calculées en déduisant du double des diamètres moyens les largeurs calculées.

	DISTANCE par rapport à l'origine des rampes.	HAUTEURS		DIFFÉRENCES entre les hauteurs calculées et les hauteurs mesurées.
		calculées.	mesurées.	
	o. '	mm	mm	mm
Rampe tympanique...	0. 0	1,500	1,500	0,000
	133.24	1,315	1,375	— 0,060
	180. 0	1,260	1,340	— 0,080
	360. 0	1,024	1,175	— 0,151
	540. 0	0,886	1,045	— 0,159
	585. 0	0,923	1,100	— 0,177
	720. 0	0,819	1,020	— 0,201
	900. 0	0,687	0,850	— 0,263
Rampe vestibulaire...	0. 0	0,922	0,867	— 0,055
	133.24	1,578	1,600	— 0,022
	180. 0	1,512	1,560	— 0,048
	360. 0	1,267	1,350	— 0,083
	540. 0	1,063	1,200	— 0,147
	585. 0	1,107	1,260	— 0,153
	720. 0	0,983	1,190	— 0,317
	900. 0	0,825	1,100	— 0,275

5° *Diamètres de la columelle.*

Ces diamètres, qui aboutissent au côté interne des rampes, ont été calculés au moyen de la formule

$$\rho_n = R \cos^n \varphi,$$

R désignant le rayon initial de la columelle et ρ_n le rayon de cet axe au point où l'onde est parvenue après avoir décrit n tours dans les rampes au delà du rayon initial.

8.

PARTIES auxquelles appartiennent les diamètres.	POINTS entre lesquels le diamètre est compris.	DIAMÈTRES		DIFFÉRENCES entre les diamètres calculés et les diamètres mesurés.
		calculés.	mesurés.	
	o o	mm	mm	mm
Rampe tympanique. { Premier tour...	o à 180	3,500	3,500	0,000
	180 à 360	2,937	3,000	— 0,063
{ Deuxième tour.	360 à 540	2,465	2,500	— 0,035
	540 à 630	1,180	1,200	— 0,020
Rampe vestibulaire. { Premier tour...	o à 180	2,850	2,850	0,000
	180 à 360	2,399	2,450	--- 0,051
{ Deuxième tour.	360 à 540	2,005	2,100	— 0,095
	540 à 630	0,878	0,925	— 0,047

6° *Diamètres complets du limaçon.*

Les chiffres suivants, indiquant certains de ces diamètres, du plus grand au plus réduit, ont été calculés et mesurés abstraction faite de la paroi externe de l'organe :

TOURS auxquels appartiennent les diamètres.	POINTS entre lesquels le diamètre est compris.	DIAMÈTRES		DIFFÉRENCES entre les diamètres calculés et les diamètres mesurés.
		calculés.	mesurés.	
	o o	mm	mm	mm
Premier tour...............	o à 180	7,548	7,680	— 0,132
	180 à 360	6,333	6,755	— 0,422
Deuxième tour...............	360 à 540	5,311	5,900	— 0,489
	540 à 720	3,681	4,305	— 0,614
Moitié du troisième tour......	720 à 900	2,212	3,030	— 0,818

Dans les tableaux précédents, les évaluations calculées sont à peu près toutes inférieures à celles que donne la mensuration sur pièces. Les différences sont même d'autant plus accusées que les évaluations se rapportent à des sections plus rapprochées de l'extrémité des rampes. Ces écarts se rattachent en partie à l'impossibilité de déterminer avec une exactitude absolue les diamètres moyens des rampes et, par conséquent, la valeur de $\cos\varphi$. Les sections transversales des rampes, d'elliptiques qu'elles sont d'abord, devenant peu à peu triangulaires, puis aplaties, on ne saurait, dans le calcul de leurs diamètres moyens, en utiliser les diamètres obliques, ce qui atténuerait les différences. On est réduit à s'en tenir aux largeurs et aux hauteurs, seuls éléments respectivement comparables, mais dont la fusion isolée conduit à donner à $\cos\varphi$ une valeur un peu faible, surtout quand on la recherche loin de l'origine des rampes. D'un autre côté, le raccordement de la cloison avec la paroi externe de ces cavités dans toute leur longueur, et, aussi, avec leur paroi interne dans le dernier demi-tour, a lieu au moyen de parties molles. Enfin, dans la cloison elle-même, la zone membraneuse, à mesure qu'elle se rapproche du dernier demi-tour, acquiert aux dépens de la lame osseuse des proportions croissantes en largeur et en épaisseur. Les parties molles disparaissant par le fait de la macération dans les liquides, la mensuration sur le squelette donne pour les hauteurs et pour les largeurs des rampes un excès d'étendue sensible dès le milieu du premier tour, et d'autant plus considérable ensuite que le point où on le recherche est plus rapproché de la terminaison des cavités. Toutes corrections faites, il resterait entre l'évaluation théorique et les mesures sur pièces les simples différences inséparables des calculs compliqués, des préparations délicates, et surtout des mensurations d'espaces plus ou moins irrégulièrement circonscrits. C'est ce qui a lieu pour les diamètres de la columelle, dont la superficie osseuse, correspondant au côté interne des rampes, présente sur tous les points la même courbure en hauteur et en longueur, sans variations notables dans son revêtement fibro-séreux.

VII. Les bases des triangles de réflexion étant proportionnelles aux hauteurs de ces triangles, on a, m désignant un nombre quelconque,

$$\frac{b_{m-(m-1)}}{b_m} = \frac{h_{m-(m-1)}}{h_m}, \quad \frac{b_{m-(m-2)}}{b_m} = \frac{h_{m-(m-2)}}{h_m}, \quad \ldots, \quad \frac{b_m}{b_m} = \frac{h_m}{h_m}.$$

On tire de là, pour une portion de rampe comprenant m triangles,

$$\frac{b_{m-(m-1)} + b_{m-(m-2)} + \ldots + b_m}{h_{m-(m-1)} + h_{m-(m-2)} + \ldots + h_m} = \frac{b_m}{h_m}.$$

On aurait de même, pour une portion de rampe comprenant n triangles,

$$\frac{b_{n-(n-1)} + b_{n-(n-2)} + \ldots + b_n}{h_{n-(n-1)} + h_{n-(n-2)} + \ldots + h_n} = \frac{b_n}{h_n}.$$

Mais le rapport de la base à la hauteur correspondante est le même pour tous les triangles de réflexion; d'où

$$\frac{b_{m-(m-1)} + b_{m-(m-2)} + \ldots + b_m}{b_{n-(n-1)} + b_{n-(n-2)} + \ldots + b_n} = \frac{h_{m-(m-1)} + h_{m-(m-2)} + \ldots + h_m}{h_{n-(n-1)} + h_{n-(n-2)} + \ldots h_n}.$$

Il peut se faire que la somme des bases $b_{m-(m-1)}$, $b_{m-(m-2)}$, ..., b_m soit égale à la somme des bases $b_{n-(n-1)}$, $b_{n-(n-2)}$, ... b_n, et que le nombre des triangles ne soit pas le même dans les portions de rampe auxquelles elles appartiennent respectivement; ce nombre, en effet, dépend du rapport des hauteurs extrêmes de chaque portion. Il en résulte que, si deux portions de rampe ont la même longueur, les sommes des hauteurs représentant les tours de la spirale décrite par l'onde seront les mêmes, quel que soit le nombre de ces derniers.

Donc, si la rampe est recourbée de façon à rendre partout identique l'incidence du rayon sonore, chaque tour de spire étant proportionnel à la hauteur initiale, terminale ou moyenne qui lui correspond, la somme des tours ou la longueur de la spirale décrite par leur succession sera la même dans des portions de rampe ayant la même longueur sans avoir les mêmes diamètres moyens.

Donc les ondes sonores partant au même instant de la fenêtre ronde et de la fenêtre ovale, puis franchissant le même trajet pour atteindre simultanément leur premier point de réflexion dans l'une et dans l'autre rampe, y progresseront ensuite avec un isochronisme parfait, puisqu'elles parcourront des espaces égaux avec la même vitesse.

VIII. Dans les rampes redressées et ramenées à leurs diamètres moyens, l'hélice décrite par les ondes durant l'aller est, ainsi que nous l'avons vu, une courbe à double courbure. Mais, si les rampes sont recourbées de façon à rendre uniforme l'incidence des rayons sonores, on peut considérer cette hélice comme devenant une courbe à courbure simple, et chacun de ses tours comme composé de deux demi-ellipses consécutives. Ce point posé, recherchons la longueur sous laquelle elle se développe depuis l'origine des rampes jusqu'à leur terminaison.

Soient (*fig.* 17)

A $l_1\omega$ l'une des rampes;

Oω son axe central;

R B D' F' H'... = R B D F H... son côté interne prolongé et recourbé;

AR le diamètre moyen de sa base ASRQ, rendue ici perpendiculaire à
l'axe Oω;

A$l_1 = l_1$ sa largeur moyenne initiale.

Soient encore

A $\rightarrow$ B $\rightarrow$ C' $\rightarrow$ D' $\rightarrow \ldots$ l'hélice décrite par les ondes durant l'aller;

AS'B et BS''C' les demi-ellipses composant le premier tour de l'hélice;

AB $= 2\alpha_1$, BC' $= 2\alpha_2$, 2O'S' $= 2\beta_1$, 2O''S'' $= 2\beta_2$ les axes de ces
courbes;

e_1 et e_2 leurs excentricités.

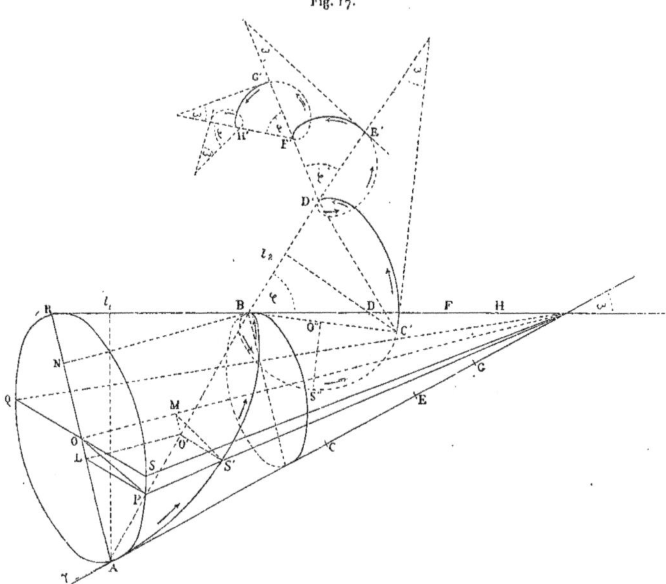

Fig. 17.

Les axes AB et BC', faisant avec le côté RBω les angles RBA et D'BC' $= \tau$,
se confondront avec la projection plane des rayons sonores AS'B et BS''C'.

Par le point S′ menons le côté ωP; du point P abaissons la ligne PL sur le diamètre moyen AR; du centre O′, la ligne O′M perpendiculaire sur Oω. Menons O′L, OP et MS′; menons enfin NB parallèle à l'axe Oω, ce qui donne l'angle RBN, égal à $\frac{\omega}{2}$.

Nous aurons

$$\frac{\text{AR}}{2} = \text{OA} = \text{OP} = \frac{l_{\iota}}{2\cos\frac{\omega}{2}}, \quad \alpha_{\iota} = \frac{l_{\iota}}{2\sin\tau}, \quad \text{OA} - \text{OL} = \alpha_{\iota}\sin\left(\tau - \frac{\omega}{2}\right);$$

d'où

$$\text{OL} = \text{OA} - \alpha_{\iota}\sin\left(\tau - \frac{\omega}{2}\right) = \frac{l_{\iota}}{2}\left[\frac{1}{\cos\frac{\omega}{2}} - \frac{\sin\left(\tau - \frac{\omega}{2}\right)}{\sin\tau}\right].$$

Nous aurons ensuite

$$\frac{\text{LP}}{\beta_{\iota}} = \frac{\omega\text{P}}{\omega\text{S}'},$$

équation qui, par les substitutions appropriées, deviendra

$$\frac{\sqrt{\text{OA}^2 - \text{OL}^2}}{\beta_{\iota}} = \frac{l_{\iota}}{2\cos\frac{\omega}{2}\sqrt{\text{OL}^2 + \beta_{\iota}^2}};$$

d'où

$$\beta_{\iota} = 2\cos\frac{\omega}{2}\,\text{OL}\,\sqrt{\frac{\text{OA}^2 - \text{OL}^2}{l_{\iota}^2 - 4\cos^2\frac{\omega}{2}\,(\text{OA}^2 - \text{OL}^2)}}.$$

Mettant en nombre, il viendra

$$\alpha_{\iota} = \frac{1,85}{2} \times 1,001613, \quad \beta_{\iota} = \frac{1,85}{2} \times 1,000388.$$

Pour la demi-ellipse terminale nous aurons

$$\alpha_{2} = \frac{l_{2}}{2\sin\tau} = \frac{l_{\iota}\cos\varphi}{2\sin\tau};$$

d'où

$$\alpha_{2} = \frac{1,85}{2} \times 1,001613 \times 0,993779, \quad \text{et} \quad \beta_{2} = \frac{1,85}{2} \times 1,000388 \times 0,993779.$$

De ces valeurs on tire

$$e_1^2 = \frac{1,85^2}{4} (1,001613^2 - 1,000388^2) = 0,855125 \times 0,002449;$$

$$e_2^2 = \frac{1,85^2}{4} (1,001613^2 - 1,000388^2) 0,993779^2 = 0,855125 \times 0,002449 \times 0,9879;$$

d'où, pour la rectification des deux demi-ellipses ou pour la longueur du premier tour de l'onde, d'après la formule

$$\tfrac{1}{2} \text{ ellipse} = \pi \left(1 - \frac{e^2}{2} - \frac{1.1.e^4}{2.2.4.4} - \dots \right),$$

dans laquelle on peut ici s'arrêter à $\dfrac{e^2}{2}$:

$$\tfrac{1}{2}\text{ellipse}_1 + \tfrac{1}{2}\text{ellipse}_2 = 3,1416 \left(2 - \frac{0,855125 \times 0,002449 \times 1,9879}{2} \right) = 6^{mm},276.$$

D'autre part, en appelant $s_1, s_2, \dots, s_n$ les tours successifs de la spirale, on a

$$\frac{s_1 + s_2 + s_3 + \dots + s_n}{\dfrac{b_1}{2} + b_2 + b_3 + \dots + \dfrac{b_n}{2}} = \frac{s_1 + s_2 + s_3 + \dots + s_n}{C_i} = \frac{2 s_1}{b_1 + b_2}.$$

La spirale formée dans les rampes par le rayon sonore a donc une longueur égale à

$$C_i \times \frac{2 s_1}{b_1 + b_2} = C_i \times \frac{s_1}{l_1} \times \frac{\tan g \tau}{1 + \cos\varphi} = 12^{mm},93 \times \frac{6,276}{1,850} \times \frac{17,925093}{1,993799} = 394^{mm}.$$

Donc encore, en supposant à la périlymphe et à l'endolymphe la même aptitude qu'à l'eau pour la transmission du son, soit l'aptitude à le transmettre avec une vitesse de 1430 mètres par seconde à 37°C. de température, le mouvement moléculaire qui le produit emploierait $\frac{1}{3029}$ de seconde pour se propager d'un bout à l'autre des rampes. Les plus rapides vibrations de la voix humaine durent au moins $\frac{1}{1600}$ de seconde, soit plus de deux fois autant de temps.

IX. A partir du point où commence le troisième quart de leur second

tour, les rampes, au lieu de continuer à se rétrécir, s'élargissent progressivement dans un parcours de 45 degrés, soit d'environ cinq des
tours décrits par l'onde. Cet élargissement réduit de 1,0000 à 0,9713,
soit de $\frac{1}{45}$, l'intensité de l'onde. On peut donc le regarder comme constituant une démarcation entre l'espace régulièrement adapté à la perception des ondes et un autre espace réservé à des impressions acous-
tiques d'un ordre secondaire, quoique toujours en rapport avec les
ondes du moment. Outre cela, à partir du point où les rampes recom-
mencent à se rétrécir, la lame osseuse de la cloison qui leur est interposée tend de plus en plus à se détacher de leur côté interne. D'abord
peu à peu réduite d'épaisseur le long de ce côté, elle est complétement séparée de la columelle, sous forme d'une très-mince languette,
dans le demi-tour terminal du limaçon, où, seule, une membrane faiblement cohérente la rattache aux parois voisines. Elle doit dès lors
être susceptible de céder aux vibrations sonores avec d'autant plus de
facilité que ces vibrations agissent plus près de son extrémité libre. Or,
durant l'aller, les mouvements vibratoires ne peuvent que décroître
dans la dernière portion des rampes; car les points où les ondes tym-
paniques y arrivent en opposition avec les ondes vestibulaires y sont
rendus de plus en plus nombreux transversalement par l'élargissement
graduel des zones membraneuses qui bordent de chaque côté la languette osseuse de la cloison.

La coïncidence de l'atténuation des ondes avec l'aptitude croissante
de cette languette à céder à leurs effets dans la dernière portion des
rampes, et dans cette portion seulement, dénote donc encore un but
physiologique. Accessible aux effets simultanés et équivalents de l'onde
vestibulaire et de l'onde tympanique, la languette se trouve acquérir
par l'opposition de ces effets entre eux une situation d'équilibre, qui
empêche toute vibration secondaire de naître au moment où les deux
ondes viennent à se rencontrer dans le demi-tour terminal du limaçon.

X. Pendant leur mouvement de retour, les rayons sonores transmis
dans les rampes y entrent en rapport avec des parois dont l'obliquité
devient pour eux inverse de ce qu'elle était quand ils avançaient vers
les profondeurs des cavités. Par suite, toutes les autres conditions restant les mêmes, ils devront décrire de nouveau, mais à rebours, l'hélice dessinant leur parcours durant l'aller. Ils reprendront ainsi la

direction uniforme qui leur avait été alors imprimée, de façon que, revenus à l'origine de l'hélice, ils seront réfléchis sous leur angle primitif d'incidence vers l'orifice initial des rampes.

§ II. — Transmission des ondes dans le vestibule et dans les canaux demi-circulaires.

1. Pendant son mouvement d'aller, l'onde sonore, arrivée par la fenêtre ovale dans le vestibule, y propage de tous côtés son impulsion. Elle développe dès lors un effet de pression sur l'utricule et sur le saccule, par conséquent aussi sur l'endolymphe qui les remplit. Cet effet doit être instantanément égal en tout point, vu la faible étendue sous laquelle se circonscrit le vestibule, vu aussi l'absence de toute inégalité à la surface des parties comprimées.

De là, l'effet de la pression se propage dans les canaux demi-circulaires osseux, en y pénétrant par leurs deux extrémités à la fois. Il en résulte que la pression arrivée dans ces canaux par leur extrémité ampullaire y avance vers la pression qui y est arrivée par leur extrémité simple. Il pourra donc survenir un moment où ces pressions opposées se rencontreront.

D'autre part et simultanément, la pression communiquée à l'endolymphe de l'utricule se propage dans les tubes membraneux des canaux de la même manière que la pression communiquée à la périlymphe s'est propagée autour d'eux, et finalement de façon à y opposer son effet à son propre effet.

Les composantes transversales de la pression développée autour du saccule, de l'utricule et des canaux demi-circulaires membraneux sont donc opposées partout aux composantes transversales de la pression qui y est développée à l'intérieur. Les unes et les autres, agissant avec la même intensité sur la membrane qui les sépare, devront s'équilibrer à travers l'épaisseur de cette membrane.

Quant aux composantes longitudinales, elles auront marché à la fois de l'extrémité ampullaire et de l'extrémité simple des canaux vers les profondeurs de ces conduits. Elles entreront donc en équilibre au point où les deux moitiés de l'onde se rencontreront.

9.

Dans ces conditions, les tubes membraneux doivent acquérir une immobilité complète, qui leur permet d'assurer celle de l'utricule. En effet, chacun des canaux demi-circulaires, étant disposé, suivant l'une des dimensions générales de l'espace, empêche l'utricule d'être dévié par l'onde vers l'une quelconque de ces dimensions.

L'immobilité de l'utricule doit contribuer à assurer celle du saccule en raison des adhérences qui unissent l'un à l'autre ces organes.

Le canal demi-circulaire externe s'oppose plus spécialement au déplacement que l'utricule pourrait subir par le fait du courant vibratoire issu de la fenêtre ovale pendant l'aller de l'onde, et par le fait du courant qui ramène l'onde vers cette ouverture.

D'autre part, pendant que l'onde exerce une pression sur toutes les parties du vestibule, le canal demi-circulaire supérieur et le canal demi-circulaire postérieur, au moyen de leurs trois ouvertures, créent une situation d'équilibre dans l'endolymphe de l'utricule; d'où une condition essentielle d'immobilité pour ce réservoir membraneux devant la pression exercée sur lui par l'onde.

L'immobilité de l'utricule, du saccule et des canaux demi-circulaires membraneux au milieu de la périlymphe, est attestée par l'état d'intégrité où l'on trouve toujours les faibles prolongements nerveux, vasculaires et autres qui les unissent aux parois osseuses environnantes. Elle est d'ailleurs admissible *a priori;* car, comment attribuer la faculté de percevoir un mouvement à des organes susceptibles de se déplacer devant lui? Quoique assurée par de simples actions dynamiques, cette immobilité n'a pas seulement pour but un effet de perception. En excluant la nécessité de rattacher par de larges adhérences l'utricule, le saccule et les canaux demi-circulaires membraneux à leur enveloppe osseuse, elle rend possible en tout point l'opposition de l'onde à elle-même à travers les parois de ces organes; elle prévient le développement d'ondes secondaires, qui résulteraient d'une lacune dans la continuité de cette opposition de forces, et détruiraient la netteté de l'impression à percevoir.

Nous retrouvons dans la direction spirale des canaux demi-circulaires une disposition tendant à faire cheminer sous une certaine obliquité, en dehors et en dedans de leurs tubes membraneux, la pression que l'onde a envoyée dans chacune de leurs extrémités. Cette obliquité est accrue par le rétrécissement graduel que les canaux subissent de leurs extrémités vers leur partie moyenne, sans augmentation de courbure. Elle a indubitablement pour but d'atténuer l'intensité de l'onde jusqu'au degré compatible avec la délicatesse des tubes membraneux, et de reporter aux composantes transversales de l'onde tout effet dérivé d'élasticité qui pourrait survenir au point où la pression transmise par la branche ampullaire des canaux rencontre la pression transmise en sens opposé par la branche simple.

II. L'utricule peut être considéré comme destiné à transmettre aux tubes membraneux des canaux demi-circulaires, pendant l'aller de l'onde, un effet de pression intérieure, et à renvoyer, pendant le retour de l'onde, cet effet vers la périphérie du vestibule. Pour remplir ce but, l'utricule ne saurait avoir la configuration d'une sphère ; car il serait alors soumis de tous côtés à l'effet combiné des pressions arrivant par la fenêtre ovale et par la rampe vestibulaire, ce qui conduirait l'onde à s'y neutraliser. Il doit être configuré de façon à permettre aux pressions ambiantes d'agir avec plus d'intensité qu'ailleurs sur un espace très-limité de ses parois. En pareil cas l'effet des pressions rayonnera de cet espace vers tous les autres points de la surface intérieure du sac, puis vers l'intérieur des canaux demi-circulaires membraneux, pour s'équilibrer avec les effets que, simultanément, elles déploieront sur le développement extérieur de ces organes.

A nos yeux, l'espace destiné à servir ainsi de centre au rayonnement de l'onde dans l'utricule serait la surface plane ou, tout au plus, légèrement concave par laquelle ce réservoir est en rapport avec le saccule. A cette surface aboutissent tous les effets de pression accumulés sur la convexité, relativement plus étendue du saccule ; d'où, pour cette surface, un effet total de pression plus fort qu'en d'autres portions équivalentes des parois de l'utricule. Cela posé, de quelle source dérive l'action dynamique donnant lieu à cet état de choses ?

Si la pression développée par l'onde dans le vestibule et dans la rampe vestibulaire existait seule, elle refoulerait proportionnellement à son intensité vers la rampe tympanique la zone membraneuse du limaçon, et elle diminuerait d'intensité en raison directe du degré de refoulement survenu.

Mais l'onde développe en même temps dans la rampe tympanique un effet de pression équivalent à celui qu'elle a produit dans la rampe vestibulaire. Seulement, la simultanéité de ces deux effets contraires de pression n'existe pas dès l'origine de la zone ; elle est insensiblement préparée par l'élargissement graduel de la rampe vestibulaire jusqu'à égalité du diamètre moyen des deux rampes au bout de 10 millimètres. Examinons donc les choses à partir de ce point. La zone membraneuse du limaçon étant partout plus large du côté de la rampe vestibulaire que du côté de la rampe tympanique, chaque tour de l'onde vestibulaire arrive sur elle avant le tour correspondant de l'onde envoyée dans la rampe tympanique, et la refoule vers cette rampe. Immédiatement après, la zone est refoulée en sens inverse par l'onde tympanique jusqu'à la position d'équilibre qu'elle doit avoir entre deux actions d'égale intensité.

Mais ce deuxième refoulement doit déterminer un effet en retour vers le vestibule, pour le rétablissement de l'équilibre de pression en tous sens. Comme l'effet dans le sens primordial, cet effet en retour s'accumulera sur la face antérieure, relativement plus grande, du saccule, pour réagir sur la face postérieure, relativement moindre de ce réservoir, et, de là, vers le développement intérieur de l'utricule et de ses dépendances.

Le saccule remplit donc dans l'oreille interne le rôle du cristallin dans l'œil. Le cristallin fait converger les rayons lumineux pour les diriger sur la rétine ; le saccule concentre les rayons sonores pour les diriger vers la surface interne de l'utricule et des canaux demi-circulaires membraneux. En même temps, au moyen des cristaux otiques, il annihile les ondes accessoires ou dérivées, comme le cristallin assure l'achromatisme de l'œil.

Les considérations précédentes seraient encore pleinement applicables si, comme on l'a prétendu, le saccule était un simple cul-de-sac par lequel commencerait le tube membraneux destiné à recouvrir intérieurement la rampe vestibulaire.

III. La propagation de l'onde sonore dans le vestibule peut occasionner des vibrations secondaires.

D'abord l'onde cheminant en tous sens, durant le retour comme durant l'aller, le long des parois du vestibule et des canaux demi-circulaires, doit arriver à se rencontrer elle-même au fond du vestibule, au milieu des canaux demi-circulaires ou vers la fenêtre ovale ; d'où, dans le sens du retour, un ébranlement moléculaire, lequel, qu'il coïncide ou non avec le retour de l'onde, la modifie en en grossissant, diminuant ou annihilant les effets.

Comprimés de toute part, le contenu de l'utricule et celui du saccule doivent être le siége d'un ébranlement analogue qui tend à en refouler brusquement les molécules les unes contre les autres, de la circonférence vers le centre, et à avoir les mêmes suites.

Puis vient l'action des angles situés aux orifices des canaux demi-circulaires osseux ou membraneux, et à l'entrée de la rampe vestibulaire. D'autre part, les vaisseaux, les nerfs et les prolongements fibro-celluleux qui se rendent des parois osseuses à l'utricule, au saccule, aux ampoules des canaux demi-circulaires et à ces derniers, sont autant de corps qui opposent leur résistance à l'onde, en modifient l'impulsion, ou deviennent les points de départ d'ondes dérivées.

Par-dessus tout, il y a l'aptitude que la périlymphe et l'endolymphe possèdent, comme tous les corps élastiques, de continuer à vibrer plus ou moins longtemps après que l'onde transmise du dehors a cessé d'agir sur elles.

La perception des sons ne comporterait donc pas de régularité si le développement de ces ondes dérivées ou secondaires n'était prévenu ; car il aurait pour résultat de faire succéder des impressions accessoires à l'impression de l'onde extérieure, si celle-ci ne se reproduisait pas, ou bien de modifier, de neutraliser même les ondes qui arriveraient de nouveau du dehors. Par quels moyens la nature obvie-t-elle à ces inconvénients? Selon toute probabilité, en développant dans les cristaux otiques des conditions d'équilibre moléculaire, qui se propagent ensuite à l'endolymphe où ils baignent.

Dans leurs rapports entre eux, les cristaux otiques sont déposés de façon à pouvoir se rapprocher et se comprimer par leurs surfaces avec une exactitude mathématique. Ils entreront donc d'emblée en situation d'équilibre moléculaire quand une onde viendra peser de toute part sur leur ensemble.

Par rapport à la périlymphe, leur ensemble, disposé en voûte, correspond au liquide par une surface convexe, sur laquelle l'onde peut, pendant son mouvement d'aller, déployer des effets de pression.

Par rapport à l'endolymphe du saccule, de l'utricule et des ampoules, ils sont disposés de façon : 1° que leurs points de contact avec le liquide soient très-multipliés ; 2° à ne pas devenir le point de départ d'un effet de réflexion ; 3° à cesser de pouvoir vibrer lors du mouvement de retour de la vibration. En un mot, ils jouent dans l'oreille le rôle dévolu à la choroïde dans l'œil ; ils éteignent tous les rayons irrégulièrement dérivés de l'onde pour une cause ou pour une autre. Comment ce but est-il réalisé?

Toute onde qui arrive par la fenêtre ovale refoule les cristaux otiques les uns contre les autres, et les conduit à se comprimer mutuellement selon les divers degrés de son intensité. Par l'effet de cette compression les molécules des cristaux se rapprochent dans la direction du centre autour duquel elles sont groupées et proportionnellement à l'effet subi.

Si alors les cristaux redevenaient libres, l'ébranlement moléculaire qui les a atteints, mettant en jeu l'élasticité de leur substance, y développerait des vibrations susceptibles de se propager à l'endolymphe. Mais, s'ils restent comprimés les uns par les autres, les molécules de chacun d'eux entrent, par rapport aux molécules des cristaux voisins, dans des conditions d'équilibre au point où le refoulement les a conduites. Ces conditions sont celles de l'équilibre instable et passif, simplement maintenu par le rapprochement des cristaux.

Les mêmes conditions d'équilibre doivent se retrouver pendant le retour de l'onde. Ce mouvement déterminant le décroissement de la compression qui pèse sur les cristaux, les molécules de ces corps tendent à reprendre la position où elles se trouvaient avant l'arrivée de l'onde, c'est-à-dire à s'éloigner du centre vers lequel elles avaient été momentanément refoulées. Mais, dans ce mouvement centrifuge, les molécules périphériques de chaque cristal rencontrent les molécules périphériques des cristaux voisins, et il s'établit de nouveau, pour chaque phase du retour de l'onde, un équilibre instable, qui devient un équilibre définitif quand la compression cesse avec l'onde; car, les molécules refoulées étant ramenées progressivement dans leur position normale, et s'y étant équilibrées de cristal à cristal, il n'existe plus aucune raison pour qu'elles en sortent.

A son tour la condition d'équilibre réalisée dans les cristaux assure, par la multiplicité des points de contact, l'équilibre moléculaire de l'endolymphe interposée aux extrémités de ces corpuscules, et enfin se propage de là au reste du liquide en rapport avec eux.

Comme conséquence inévitable, l'équilibre de l'endolymphe contenue dans le saccule, l'utricule et les canaux demi-circulaires membraneux, détermine l'équilibre de la périlymphe répartie autour de ces organes. Il est donc impossible que, dans aucun point du vestibule et des canaux demi-circulaires, une onde dérivée vienne s'ajouter à l'onde transmise par la fenêtre ovale.

Ainsi qu'il est aisé de le remarquer, les conclusions qui précèdent sont en opposition avec les idées reçues jusqu'ici quant au rôle des cristaux otiques. *A priori*, on a cru pouvoir admettre par analogie que ces cristaux servaient à renforcer les ondes sonores. Si en cela on a voulu parler d'une plus grande résonnance qu'ils communiqueraient aux liquides ambiants, le fait nous paraît contestable. Que peuvent sous ce rapport d'aussi faibles agglomérations de solides, inégalement réparties çà et là dans une masse relativement très-grande de liquide? Quelle condition y rendrait possible l'isochronisme indispensable à la régularité, à la perception même des vibrations qu'elles développeraient? La rampe tympanique ne possédant pas de concrétions analogues, comment la périlymphe qui y est contenue entrerait-elle dans des conditions d'équilibre physiologique avec la périlymphe de la rampe vestibulaire, où les vibrations arriveraient renforcées? Une expérience (*voir* Müller, *loc. cit.*, t. II, p. 446) consistant à communiquer à l'oreille les vibrations d'un liquide au milieu duquel est suspendue, à distance des instruments qui développent ces vibrations ou les transmettent, une vésicule remplie de sable, l'expérience ainsi conçue, disons-nous, prouve simplement qu'un solide rend plus retentissantes les vibrations à lui transmises par un liquide. Elle ne permet aucune induction applicable à l'oreille, faute d'éléments comparables; car nous n'y retrouvons ni la disposition matérielle du saccule et de son contenu, ni la pression développée également en tout sens par l'onde dans le vestibule, ni la subordination des effets de cette pression au fonctionnement de la chaîne des osselets.

Mais, si on limitait aux couches de cristaux le fait de plus grande résonnance produite par ces solides, nous accepterions cette opinion sans conteste. Le mouvement moléculaire plus intense, dont les cristaux deviendraient le siége exclusif en pareil cas, nous paraîtrait susceptible d'impressionner les nerfs de l'audition alors que les vibrations des fluides ambiants ne seraient point perçues. Toutefois ces impressions organiques auraient à nos yeux un but spécial : elles dénoteraient à l'ouïe la présence d'ondes qui, pour être communiquées avec une impulsion suffisante à la périlymphe et à l'endolymphe, exigeraient une adaptation du tympan et de la chaine des osselets à l'intensité du mouvement vibratoire; elles provoqueraient une action réflexe en conséquence.

§ III. — Action des ondes dans les diverses parties du labyrinthe.

I. En même temps qu'elle arrive dans les canaux demi-circulaires, l'onde passe du vestibule dans la rampe vestibulaire pour y cheminer en opposant ses effets à ceux de l'onde tympanique à travers la zone membraneuse de la cloison.

Cette zone semble seule renfermer les parties destinées à produire la sensation du son dans les rampes. D'abord elle est l'unique partie des rampes à laquelle aboutisse le nerf acoustique; ensuite elle y est seule disposée pour recevoir sur l'une et l'autre de ses superficies des effets simultanés de pression issus de la périlymphe. Le mince feuillet membraneux qui recouvre les parois des rampes dans le reste de leur étendue est adossé à des surfaces trop accidentées pour permettre une pression régulière, et, par conséquent, des sensations définies.

L'opposition des composantes transversales des deux ondes au même instant est incontestable pour chacun des tours qu'elles décrivent dans les trois dernières portions des rampes, ces portions ayant le même diamètre moyen à la même distance de leur origine. Mais elle n'a pas lieu pour tous les tours appartenant à la première portion, espace dans lequel les diamètres moyens de la rampe vestibulaire sont moindres que ceux de la rampe tympanique. Comme nous l'avons vu, cette différence de diamètre conduit l'onde à décrire 20 tours dans la rampe vestibulaire, et seulement $13\frac{1}{2}$ dans la rampe tympanique, pour parcourir le même trajet dans le même temps et à partir du même instant. Il s'ensuit que, dans la portion initiale des rampes, l'onde vestibulaire n'opposerait qu'à 7 reprises au lieu de 13 sa quantité de mouvement à celle de l'onde tympanique. Toutefois, l'intervalle qui sépare les points de coïncidence s'atténue à mesure que l'onde pénètre plus avant ; car les tours appartenant à la portion initiale de la rampe tympanique vont en diminuant de diamètre et en se rapprochant, pendant que ceux qui appartiennent à la portion correspondante de la rampe-vestibulaire vont en augmentant de diamètre et en s'écartant, de façon que les tours des deux rampes deviennent égaux au moment où ils attéignent la deuxième section de ces cavités. Cette atténuation dans les différences des tours indique évidemment une adaptation progressive des deux ondes à un effet simultané.

II. Du côté de la rampe tympanique, le nerf acoustique est mis en relation avec les ondes sonores par les piliers de Corti. Quel peut être l'usage de ces organes ?

Pour essayer de le préciser et en supposant le limaçon dans sa situation normale, nous admettrons d'abord que, sur le vivant, l'extrémité antérieure ou flottante des piliers reste contiguë à la membrane de Corti pendant le retour comme pendant l'aller de l'onde, même quand l'oreille est à l'état de repos.

Maintenant remarquons que les extrémités antérieures des piliers sont infléchies l'une sur l'autre, et, par conséquent, semblent disposées pour supporter une pression d'avant en arrière.

Pour que les piliers subissent cette pression, il faut : 1° qu'ils soient refoulés vers la membrane de Corti ; ce refoulement peut être produit par l'onde qui chemine dans la rampe tympanique ;

2° Il faut encore que la membrane de Corti soit retenue fixement en place ; ce serait le fait de la pression égale et synchrone de l'onde qui chemine dans la rampe vestibulaire.

La double pression ainsi développée (*fig.* 18) pendant l'aller de l'onde a pour effet d'aplatir l'arceau constitué par les piliers. Il en résulte pour ces organes un changement d'état et, par suite, une dépense organique proportionnelle au nombre et à la vitesse des vibrations venues du dehors. Cette dépense organique est nécessairement fort grande, puisqu'elle est continuelle. La nature y obvie en consacrant aux organes de Corti un appareil vasculaire très-développé et de fortes expansions du nerf auditif.

Par lui-même, en quoi consiste le changement d'état que subissent
alors les piliers? Leur courbure latérale augmente-t-elle avec l'aplatisse-

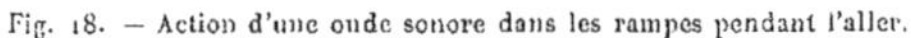

Fig. 18. — Action d'une onde sonore dans les rampes pendant l'aller.

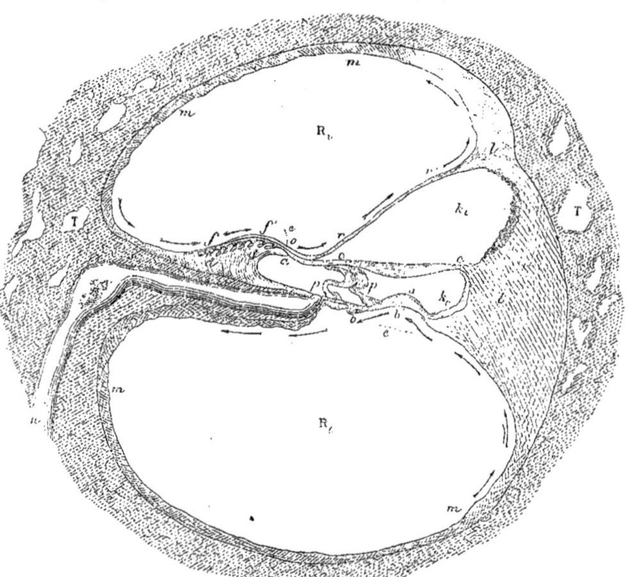

ment de l'arceau qu'ils forment, ou bien leurs extrémités respectives,
repoussées l'une vers l'autre, se rapprochent-elles en ligne droite,
comme le feraient celles d'une fibre musculaire, c'est-à-dire par la
contraction de la partie intermédiaire? Nous nous arrêterions volon-
tiers à la première manière de voir. Nous considérerions même les
piliers comme doués d'une élasticité parfaite, qui leur permettrait de
reprendre invariablement leur configuration d'inertie quels que fussent
le mode et le degré de courbure survenus. Les branches de l'arceau
agiraient donc chacune à la façon d'un ressort arqué en demi-cercle, et

dont les extrémités, après avoir été rapprochées l'une de l'autre, s'é-
carteraient d'autant (*fig.* 19), en constituant ainsi une oscillation ou

Fig. 19. — Action d'une onde sonore dans les rampes pendant le mouvement en retour.

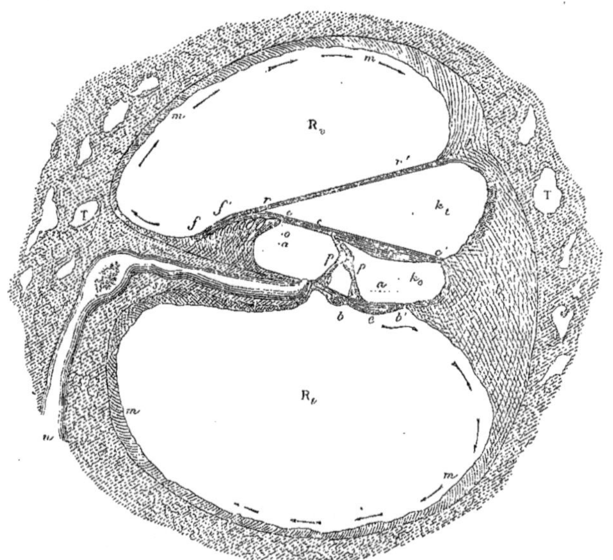

Légende commune aux deux figures 18 et 19. — TT, enveloppe osseuse des rampes; R_v, rampe
vestibulaire; R_t, rampe tympanique; ss, lame osseuse de la cloison des rampes; mm, membrane
recouvrant la surface interne des rampes; ll, ligament spiral; n, nerf auditif; dd, dents auditives; ff', feuillet commun à la membrane de Reissner et à la membrane de Corti; f'rr', membrane de Reissner; f'ecc', membrane de Corti; bb', membrane basilaire; k_t, canal triangulaire;
k_c, canal de Corti; pp, piliers de Corti; a, niveau d'abaissement des dents auditives au-dessous
de la situation de repos, et limite du rapprochement survenu entre la membrane basilaire et la
membrane de Corti; e, niveau de redressement des dents auditives au-dessus de la situation de
repos, et limite de l'écartement survenu entre la membrane basilaire et la membrane de Corti;
o, situation de repos; ←⊞ et ⊞→, direction suivie par l'onde. Les parties sont représentées sous
un grossissement de 80 diamètres.

plusieurs oscillations successives en deçà et au delà de leur position de repos. Si telle est l'aptitude des piliers, on serait conduit à regarder ces organes comme un moyen d'écarter la membrane basilaire de la membrane de Corti proportionnellement au retour de l'onde, leur extrémité flottante trouvant un point d'appui sur la membrane de Corti, alors de plus en plus distendue, ainsi que nous le verrons ultérieurement. Une particularité donnerait quelque vraisemblance à cette hypothèse : c'est que, abstraction faite des piliers, la membrane basilaire ne paraît être en rapport avec aucun autre organe susceptible de l'adapter au mouvement en retour des ondes.

On a dit des piliers de Corti que chacune de leurs paires servait à apprécier un son spécial ; on a plus particulièrement attribué ce rôle au pilier le plus rapproché du côté interne des rampes, lequel pilier, tendu entre l'extrémité recourbée de son congénère et la membrane basilaire, remplirait l'office d'une corde vibrante. Une semblable hypothèse tombe devant ce fait, à savoir qu'il suffirait d'un peu plus ou d'un peu moins d'intensité dans la vibration transmise du dehors au labyrinthe pour que le même son allât déployer ses effets sur des piliers situés au delà ou en deçà du point destiné à le percevoir. Elle est également inconciliable avec cet autre fait, qu'aucune onde ne saurait s'arrêter nettement en un point quelconque des rampes, ses composantes longitudinales pouvant développer des ondes secondaires au delà de ce point, alors que le cours des composantes transversales s'y serait suspendu ; d'où une impression différente de celle qui aurait dû être perçue. Il est donc probable que tous les piliers de Corti, sans exception, sont aptes à percevoir l'impression des sons les plus variés, et que les différences sous lesquelles cette impression se dessine d'un son à un autre résultent uniquement du temps pendant lequel chaque onde agit sur ces organes.

Ici s'arrête ce que la discussion théorique, à défaut de faits matériellement saisissables, permet de présumer quant au fonctionnement des organes de Corti. Nous ne terminerons cependant pas sans nous demander si l'extrémité antérieure ou flottante des piliers ne serait point une expansion purement tactile, adaptée à deux branches susceptibles de se courber ou de se contracter plus ou moins, selon la pression subie par cette extrémité. Nous nous demanderons encore si le degré variable sous lequel cette courbure ou cette contraction s'effectueraient ne serait pas destiné à donner la mesure de l'action déployée par les ondes.

III. Si, pour subir un changement d'état en rapport avec l'onde sonore, les piliers de Corti doivent porter contre la membrane du même nom , il est indispensable que cette membrane se trouve exactement tendue entre les deux rampes, quelle que soit l'intensité des ondes, quelle qu'en soit aussi la vitesse. La disposition ainsi spécifiée se réalise inévitablement au moment où l'onde vestibulaire croise l'onde tympanique ; mais, avant que ce moment soit arrivé, l'onde tympanique pèse sur la portion externe de la membrane, pendant que l'onde vestibulaire pèse en sens inverse sur la portion interne de cette expansion (*fig.* 18).

Ainsi atteinte à ses deux extrémités seulement par deux pressions dirigées en sens inverse, la membrane de Corti doit, en raison de sa laxité, être exposée à un refoulement de dehors en dedans par l'effet de l'onde tympanique, et à un refoulement de dedans en dehors par l'effet de l'onde vestibulaire. A mesure que les ondes se rapprochent, ce double refoulement tend à redresser de plus en plus sur elle-même la portion moyenne de la membrane, qui, si ces conditions se réalisaient, ne saurait constituer un point d'appui régulier pour les piliers.

La nature paraît avoir obvié à cette éventualité par les dispositions suivantes (*fig.* 18 et 19).

La membrane de Reissner prend naissance en dedans de la crête spirale. Elle forme ensuite au-dessus des dents auditives un feuillet relativement épais, lequel, immédiatement après qu'il a dépassé en dehors ces organes, se dédouble pour constituer la membrane de Corti. D'autre part, l'inclinaison en dehors et la structure cartilagineuse des dents auditives dénotent que ces dents sont destinées à supporter un effort de pression dirigé du côté interne vers le côté externe de la rampe vestibulaire. L'onde vestibulaire arrivant de dedans en dehors sur la membrane de Reissner, doit en refouler le feuillet initial sur les dents auditives, dans leurs interstices mêmes, proportionnellement à l'intensité qu'elle possède. Il en résulte une tension, proportionnelle aussi, de cette membrane et de celle de Corti, tension qui, de plus, conduit la membrane de Reissner à assujettir instantanément et en masse l'endolymphe du canal triangulaire contre l'entière étendue de la membrane de Corti.

A leur résistance cartilagineuse les dents auditives joignent une élasticité très-grande et une forme pédiculée qui leur permettent d'osciller d'un côté des rampes vers l'autre. Ces oscillations sont évidemment proportionnelles à celles de l'onde. Pendant l'aller (*fig.* 18), elles conduisent les dents à s'incliner passivement en dehors, et par conséquent à laisser la membrane de Corti se rapprocher de la membrane basilaire. Pendant le mouvement en retour de l'onde (*fig.* 19), les dents auditives, au fur et à mesure que la pression subie par elles diminue, se relèvent progressivement vers leur situation de repos, puis se déjettent en dedans de ce point; en même temps elles soulèvent de plus en plus la portion initiale de la membrane de Reissner et de la membrane de Corti; elles arrivent ainsi à maintenir tendues ces membranes, et à les éloigner de la membrane basilaire proportionnellement à la rétrocession de l'onde. Si les ondes sonores se développent réellement dans les rampes suivant le mode que nous avons indiqué, l'hypothèse consistant à regarder les dents auditives comme un moyen d'adapter aux phases et à l'intensité du mouvement vibratoire la membrane de Reissner et la membrane de Corti serait confirmée en partie par ce fait, que les rampes ne renferment aucun autre organe propre à remplir une destination semblable.

L'endolymphe répartie entre les dents auditives cède en tout sens à la pression résultant de l'ébranlement vibratoire. Elle est refoulée, latéralement, contre les dents ; en bas, contre la couche cartilagineuse qui les relie et contre les corpuscules placés entre elles ; en haut, contre le feuillet d'origine de la membrane de Reissner. L'onde vestibulaire conduisant ce feuillet à peser non-seulement sur les dents auditives, mais aussi sur l'endolymphe qui leur est interposée, équilibre et neutralise l'ébranlement communiqué à la substance fluide. Toutefois le refoulement des molécules liquides en tout sens, soit les unes contre les autres, soit contre des corps solides tels que les dents, peut développer des effets accessoires de sonorité, qui, se combinant avec ceux de l'onde, les rendraient diffus ou en modifieraient le caractère. Ces effets seront prévenus si l'ébranlement vibratoire conduit des éléments solides, possédant respectivement la même masse, à s'équilibrer entre eux au milieu de l'endolymphe. Tout porte à croire que telle est la destination des corpuscules alignés en grand nombre dans les intervalles des dents auditives. Refoulés les uns contre les autres et, simultanément, contre la couche cartilagineuse qui relie les dents, ces corpuscules doivent dès lors prendre une position d'immobilité sans réaction d'élasticité dans leur masse, et rendre ainsi immobiles à leur tour les molécules du fluide ambiant.

En refoulant la membrane basilaire et la membrane de Reissner vers la membrane de Corti, les ondes qui avancent simultanément dans les deux rampes diminuent en proportion de leurs parcours la capacité des canaux compris entre ces trois membranes, c'est-à-dire du canal de Corti et du canal triangulaire qui lui est superposé. Cette diminution de capacité a pour conséquence de faire refluer le liquide propre à ces canaux vers la cavité terminale du limaçon, cavité où il peut trouver place en refoulant contre les parois environnantes la membrane de revêtement.

D'après les plus récentes expériences, l'oreille posséderait la faculté de percevoir jusqu'à 73 000 vibrations sonores par seconde. Elle serait dès lors accessible à des impressions développées sur un parcours de 2 centimètres seulement, la périlymphe et l'endolymphe étant supposées transmettre le son avec la même vitesse que l'eau à 37 degrés C. Nous avons lieu de croire que l'oreille humaine pourrait percevoir des impressions plus réduites encore. En nous en tenant à la limite précédente, on trouverait que, dans le faible espace de temps qui s'y rapporte, c'est-à-dire durant $\frac{1}{73000}$ de seconde, l'onde aurait décrit dans chaque rampe trois tours de spirale, et aurait agi d'une part sur cinquante-quatre organes de Corti, de l'autre sur vingt rangées transversales de dents auditives. Si le développement de l'onde dans les rampes se réduisait au minimum d'un tour de spirale, lequel serait le tour initial et pourrait être parcouru en $\frac{1}{227000}$ de seconde, elle agirait encore sur dix-huit organes de Corti et sur six rangées transversales de dents auditives. La conséquence à tirer de là, c'est que, pour être perçue dans le limaçon, une onde sonore doit y impressionner un certain nombre de fois le nerf acoustique.

Jusqu'à quelle distance les ondes doivent-elles se propager dans le limaçon pour être perçues durant un temps suffisant et avec netteté? Selon toute apparence, jusque dans sa portion terminale, car là seulement l'onde vestibulaire peut équilibrer complétement l'onde tympa-

11

nique. Cette condition n'étant pas réalisable dans les rampes, où leurs
composantes longitudinales ne rencontrent d'autre résistance que l'é-
lasticité de la périlymphe, les ondes qui, faute d'intensité, ne par-
viennent pas jusqu'au bout du limaçon, développent indubitablement
des vibrations secondaires dans ce liquide. Les vibrations ainsi dérivées ajoutant ou opposant, selon les cas, leurs effets à ceux des ondes
régulièrement transmises, il ne saurait en résulter que des différences
entre des impressions qui devraient être uniformes.

Mais, en supposant que les ondes se meuvent dans la périlymphe
avec la même vitesse que dans l'eau à 37 degrés C. et avec une intensité
suffisante, celles dont la durée dépassera $\frac{1}{3629}$ de seconde auront seules
le temps d'atteindre la portion terminale du limaçon. Toute onde de
moindre durée finira moins avant dans les rampes. Cependant les mouvements vibratoires qui en dériveront pourront encore, s'ils ont lieu
comme les précédents et avec assez d'intensité, s'équilibrer au bout du
limaçon. En effet, les molécules déplacées par l'onde régulière condui-
ront les molécules suivantes à la reproduire jusqu'à cette limite en une
nouvelle onde ou, selon les cas, en plusieurs nouvelles ondes échelon-
nées les unes après les autres. Au premier abord on serait tenté de considérer cet effet comme irréalisable; car la pression développée par
l'onde dans la rampe vestibulaire semble devoir annihiler à travers la
zone membraneuse de la cloison la pression développée simultanément
dans la rampe tympanique. Mais il ne saurait en être ainsi. Cette opposition des deux pressions porte uniquement atteinte aux composantes
transversales de l'onde; elle laissse intactes les composantes longitudinales qui, dès lors, peuvent reproduire de nouveaux mouvements vibratoires. Le simple développement des ondes dont la durée est supérieure
à $\frac{1}{3629}$ de seconde prouverait au besoin cette assertion; car, si l'onde vestibulaire neutralisait l'onde tympanique par le fait de son mouvement
en sens inverse sur la zone membraneuse de la cloison, elles devraient
toutes deux cesser de se transmettre dès leur première opposition, et,
par conséquent, ne pas dépasser l'origine des rampes. Or une pareille
conclusion est inconciliable avec l'échelonnement des organes de Corti
et des dents auditives sur toute la longueur de ces cavités. Nous regar-
derons donc comme démontré que, pour être perçue avec précision,
une onde sonore doit se propager d'une extrémité à l'autre des rampes.

Remarquons en passant que toutes les vibrations de la voix humaine ont le temps de se propager dans l'entier développement des rampes sans s'y reproduire d'espace en espace, car la durée des plus rapides n'est pas inférieure à $\frac{1}{1600}$ de seconde.

V. Tout effet de pression développé par l'onde dans le vestibule, dans les canaux demi-circulaires et dans les rampes, doit, pour chaque phase du mouvement vibratoire, être le même en chacun des points où il s'est propagé successivement par le fait de cette phase.

Mais, à mesure qu'elle avance dans les rampes et les canaux, l'onde perd de son intensité proportionnellement à l'espace qu'elle y a parcouru. Une déperdition pareille créerait dans ces cavités, pour une seule et même phase de l'onde, autrement dit pour une condition d'où doivent dériver des effets uniformes, une succession d'impressions et, par conséquent, de sensations différentes les unes des autres. Pourrait-elle être prévenue par une disposition matérielle spéciale ?

La réponse serait négative si l'onde cheminait dans un tube cylindrique ou prismatique, puisque, dans chaque section transversale, elle aurait à répartir son impulsion décroissante sur la même somme de molécules. Mais, si le tube va en se rétrécissant dans le sens où elle se propage, les composantes longitudinales seront réfléchies vers l'axe du tube, et le rapprochement graduel des parois réfléchissantes pourra être tel que la somme des composantes ainsi accumulées par convergence vers chaque molécule d'une nouvelle section, nécessairement moins étendue, reportera sur cette molécule la force initiale du rayon ; si bien qu'à l'unité de surface correspondra l'égalité de pression.

Dans le cas de l'oreille humaine, la surface des sections transversales consécutives des rampes diminue dans le rapport de 1 à $\cos^2\varphi$, soit de $\frac{1}{80}$ au bout de chaque tour de la spirale décrite dans ces cavités par le rayon sonore. Les rampes ont donc une configuration conique ; il en est de même pour chaque branche des canaux demi-circulaires. Or ici une seule circonstance peut servir de raison d'être à cette configuration : c'est la nécessité d'établir dans les différentes parties du labyrinthe l'égalité de pression sur chaque molécule à propos d'une seule et même phase de l'onde. D'ailleurs les organes destinés à percevoir l'impression des ondes se montrant constitués de la même manière d'un bout à l'autre des rampes, on a lieu de supposer qu'à cette identité

11.

dans les parties subjectives correspond une identité dans l'effet à subir.

VI. Comme nous l'avons vu, l'onde tympanique se borne à agir sur les piliers de Corti en les repoussant contre la membrane du même nom et en les inclinant dans le sens de l'aller ou du retour au moyen du soulèvement progressif qu'elle imprime à la membrane basilaire. La modification de forme qui en résulte pour l'assemblage de ces organes ne saurait s'accompagner des effets d'une compression par eux subie en tous sens, autrement dit d'un refoulement de leur tissu sur lui-même dans leur entière étendue ; un effet de ce genre exigerait que l'onde se fût équilibrée autour d'eux, ce qui n'a pas lieu, puisqu'ils éprouvent un déplacement dans leur continuité et dans leurs rapports. Or l'intensité d'une action dynamique n'est rendue appréciable que par la dépense de force qu'il faut opposer à cette action pour l'équilibrer, et, par conséquent, pour priver de mouvement le corps qui lui est soumis.

De pareilles conditions n'existant pas en ce qui concerne les piliers de Corti, ces organes ne sont donc pas destinés à percevoir le degré absolu d'intensité des sons. Ils peuvent seulement percevoir une partie de cette intensité, c'est-à-dire en dénoter un degré purement relatif, puisque le mouvement vibratoire ne s'épuise pas en entier sur eux.

Mais il est dans l'oreille interne d'autres parties où l'onde tympanique vient opposer en plein ses effets à ceux de l'onde vestibulaire : ce sont le saccule, l'utricule et les canaux demi-circulaires membraneux. Ces parties étant les seules dans lesquelles l'onde totale, décomposée en onde tympanique et en onde vestibulaire, puisse ainsi s'équilibrer par elle-même en tout sens et sous son entière impulsion, il s'ensuit que leur destination est de dénoter à l'ouïe l'intensité absolue des vibrations sonores.

Or le saccule, l'utricule et les canaux demi-circulaires membraneux se rattachent au ganglion otique par des filets nerveux qui longent l'artère vestibulaire ; à son tour le ganglion otique envoie d'autres filets aux muscles de l'oreille moyenne. Un effet réflexe peut donc s'établir entre la membrane auditive et l'appareil destiné à régler le jeu de la membrane du tympan d'après l'intensité des ondes arrivées jusqu'à l'oreille interne.

RÉSUMÉ.

I. De quelque côté qu'elles arrivent au pavillon de l'oreille humaine, les ondes sonores sont toutes dirigées par les replis périphériques de cette expansion vers sa concavité centrale, autrement dit vers la fosse innominée de la conque. Là elles sont réfléchies d'arrière en avant, de haut en bas et de dehors en dedans vers le conduit auditif.

II. Le mouvement des ondes dans le conduit auditif s'effectue en spirale suivant une direction analogue, qui est aussi celle de la torsion terminale de ce conduit.

III. Les différences d'obliquité que les ondes ont conservées en arrivant dans le conduit auditif y disparaissent par le fait de cette torsion.

Les ondes arrivent donc toutes sur le tympan suivant une direction unique, comportant une obliquité de 4 à 5 degrés.

IV. La membrane du tympan transmet les ondes sonores au vestibule par la chaine des osselets, et à la rampe tympanique par l'air de l'oreille moyenne.

Ces deux transmissions sont simultanées et synchrones ; elles s'effectuent sous le même degré d'intensité.

V. Les osselets transmettent le son par le déplacement de toute leur masse à la fois.

VI. Chaque déplacement de l'étrier vers l'oreille interne conduit cet osselet à exercer sur la périlymphe du vestibule une pression, qui y développe une onde isochrone à l'onde extérieure.

VII. L'onde ainsi reproduite dans le vestibule comprime les parois de l'utricule, du saccule et des canaux demi-circulaires membraneux contre l'endolymphe qu'elles renferment.

A son tour l'endolymphe oppose à cette onde un effort de pression centrifuge développé dans l'utricule et dans les canaux demi-circulaires membraneux par le saccule.

VIII. En se combinant, ces effets dynamiques refoulent les cristaux otiques les uns contre les autres, et y développent des mouvements moléculaires. Ces mouvements dénotent au nerf acoustique l'arrivée des ondes que, par suite d'une tension trop forte ou trop faible, le tympan ne communique pas à la périlymphe avec une intensité suffisante.

IX. En même temps qu'elle rayonne dans le vestibule, l'onde passe de cette cavité dans la rampe vestibulaire.

X. Pour concourir avec précision à la perception des ondes, l'assemblage formé par le saccule, l'utricule et les canaux demi-circulaires membraneux, doit conserver une immobilité permanente.

La disposition des canaux demi-circulaires suivant les trois dimensions de l'espace assure cette immobilité, contre l'effet des pressions arrivant par la fenêtre ovale et par l'orifice vestibulaire de la rampe tympanique.

La disposition du saccule, de l'utricule et des canaux demi-circulaires membraneux en réservoirs clos, lisses et complétement isolés au milieu de la périlymphe, assure leur immobilité contre le rayonnement de l'onde autour d'eux et en eux, en permettant à l'onde de s'opposer partout à elle-même au dehors comme au dedans de ces organes, et à travers leurs parois.

XI. La disposition conique des rampes a pour but d'y assurer partout la même impulsion aux molécules de périlymphe destinées à agir sur les organes de Corti et sur les dents auditives.

XII. L'aller de l'onde commence au même instant dans les deux rampes, et y finit au même instant ; le retour de l'onde s'y accomplit d'une manière analogue.

XIII. Pendant l'aller comme pendant le retour, le trajet de l'onde dans l'une et l'autre rampe s'effectue suivant la même direction.

XIV. Le limaçon étant supposé placé sur sa base devant l'observateur, ce trajet est celui d'une hélice dirigée transversalement aux tours des rampes, d'arrière en avant, de haut en bas et de l'origine des rampes vers la terminaison de ces cavités.

XV. L'onde atteint partout la surface des rampes sous le même angle d'incidence.

XVI. Cette uniformité dans l'angle d'incidence est irréalisable dans un tube conique à côtés rectilignes ; elle devient possible si ce tube est recourbé suivant une spirale déterminée.

· La courbure et le mode d'enroulement de cette spirale sont en rapport avec l'inclinaison des côtés opposés du cône l'un sur l'autre. Dans l'espèce, cette spirale doit se trouver disposée comme celle d'un limaçon.

XVII. Partout où les rampes ont le même diamètre moyen, c'est-à-dire au delà de leurs quinze premiers centièmes d'enroulement, chaque tour de l'onde tympanique entre en opposition avec chaque tour de l'onde vestibulaire à travers la zone membraneuse de la cloison qui sépare ces cavités.

XVIII. Pendant l'aller, cette opposition des deux ondes conduit la membrane basilaire et la membrane de Corti à se rapprocher l'une de l'autre et à refouler sur eux-mêmes les piliers de Corti, compris entre elles.

En même temps l'onde vestibulaire pèse sur les dents auditives par l'intermédiaire de la membrane de Reissner, et les incline au-dessous de leur position d'inertie proportionnellement à l'intensité de l'onde.

XIX. Pendant le mouvement en retour de l'onde, les dents auditives se redressent jusqu'à dépasser leur position d'inertie de toute l'étendue suivant laquelle elles se sont abaissées au-dessous de cette position pendant l'aller. Dans ce mouvement, elles entraînent avec elles la membrane de Reissner et, par conséquent, la membrane de Corti, qui est ainsi conduite à s'écarter de la membrane basilaire.

En même temps, la membrane basilaire est abaissée au-dessous de la position d'inertie autant qu'elle s'est élevée au-dessus de cette position pendant l'aller. Cet effet rétrograde est dû au redressement des piliers de Corti, l'extrémité flottante de ces organes restant en contact avec la membrane de Corti pendant le retour comme pendant l'aller.

XX. La perception d'une onde sonore exige le fonctionnement simultané et solidaire de toutes les parties contenues dans le labyrinthe, autrement dit dans le vestibule, les canaux demi-circulaires et les rampes.

XXI. Une onde n'est régulièrement perçue qu'autant qu'elle développe son impression d'une extrémité à l'autre des rampes, soit directement, soit en se reproduisant d'espace en espace.

XXII. L'utricule, le saccule, les canaux demi-circulaires membraneux et les rampes sont respectivement aptes à percevoir la vitesse des ondes.

XXIII. Le saccule, l'utricule et les canaux demi-circulaires membraneux servent outre cela à percevoir l'intensité absolue du son, et à provoquer, au moyen de leurs connexions avec le ganglion otique, l'intervention des organes destinés à régler le jeu du tympan.

XXIV. Les organes contenus dans les rampes apprécient l'intensité relative des sons.

XXV. La netteté sous laquelle les ondes sonores doivent être perçues est assurée :

Dans l'oreille externe par la position de fixité que les muscles de cette partie font prendre à la conque contre le temporal et au conduit auditif cartilagineux contre la paroi du rocher : d'où neutralisation des ondes communiquées à la substance du pavillon et à celle du conduit ;

Dans la membrane du tympan, par l'identité d'incidence à laquelle toutes les ondes sont ramenées avant d'arriver sur cette membrane ;

Dans l'oreille moyenne, par l'absence de toute réflexion susceptible de ramener vers la fenêtre ronde les rayons que leur divergence en a écartés ;

Dans le vestibule, par l'opposition de l'onde à elle-même, et par la compression réciproque des cristaux otiques ;

Dans la rampe vestibulaire, par le refoulement de la membrane de Reissner sur les dents auditives ;

Dans la rampe tympanique, dans le canal triangulaire et dans le canal de Corti, par l'opposition de l'onde tympanique à l'onde vestibulaire, à travers les membranes de la cloison ;

Dans les intervalles des dents auditives, par la compression réciproque des corpuscules qui y sont disséminés ;

Dans le dernier tour du limaçon, par l'immobilité que l'opposition de l'onde tympanique et de l'onde vestibulaire donne à la languette osseuse terminale de la cloison des rampes ;

Dans l'enveloppe osseuse de l'oreille interne, par le défaut de vibrations moléculaires dans la chaîne des osselets, et par la pression de l'étrier sur le rebord de la fenêtre ovale.

TABLE DES MATIÈRES.

3710   PARIS. — IMPRIMERIE DE GAUTHIER-VILLARS, QUAI DES AUGUSTINS, 55.

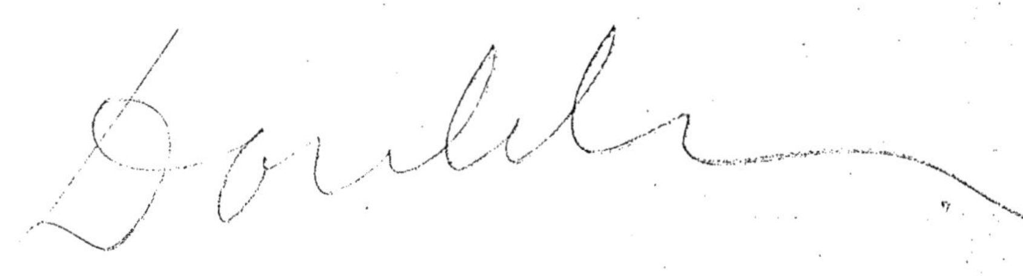

ERRATA.

Page 65.

Ligne 6, *au lieu de*

$$\tfrac{1}{2}\text{ ellipse} = \pi\left(1 - \frac{e^2}{2} - \frac{1.1.e^4}{2.2.4.4} - \dots\right),$$

lisez

$$\tfrac{1}{2}\text{ ellipse} = \pi\left(1 - \frac{1.1.e^2}{2.2.} - \frac{1.1.1.3.e^4}{2.2.4.4} - \dots\right).$$

Ligne 7, *au lieu de*

dans laquelle on peut ici s'arrêter à $\dfrac{e^2}{2}$:

lisez

dans laquelle on peut ici s'arrêter à $\dfrac{1.1.e^2}{2.2}$ et adopter le chiffre initial 1 de la série comme valeur moyenne de α_1 et α_2, augmentée proportionnellement à la dilatation du deuxième tour des rampes :

www.ingramcontent.com/pod-product-compliance
Ingram Content Group UK Ltd.
Pitfield, Milton Keynes, MK11 3LW, UK
UKHW020945140726
13695UKWH00003B/1221